# ÉTUDE

SUR LA

# PHTHISIE PULMONAIRE

AU POINT DE VUE DU TRAITEMENT

PAR

LE Dr LASSALLAS

Ancien interne des Hôpitaux de Paris, Médecin consultant
au Mont-Dore

PARIS

G. MASSON, ÉDITEUR

LIBRAIRE DE L'ACADÉMIE DE MÉDECINE

PLACE DE L'ÉCOLE-DE-MÉDECINE

1875

# ÉTUDE

SUR LA

# PHTHISIE PULMONAIRE

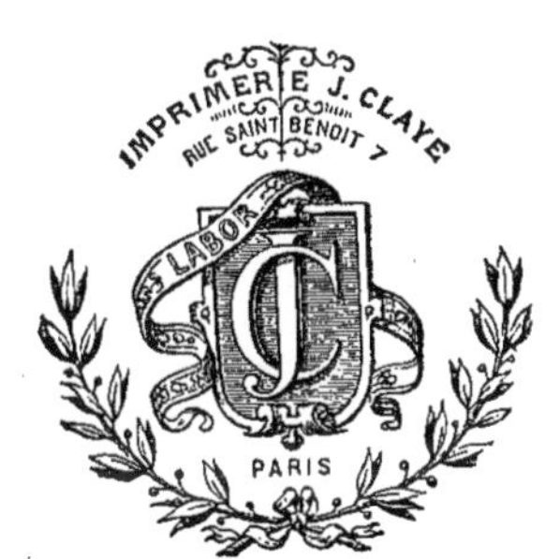
IMPRIMERIE J. CLAYE
RUE SAINT BENOIT 7
LABOR
PARIS

# ÉTUDE

SUR LA

# PHTHISIE PULMONAIRE

AU POINT DE VUE DU TRAITEMENT



PAR

LE Dr LASSALLAS

Ancien interne des Hôpitaux de Paris, Médecin consultant
au Mont-Dore

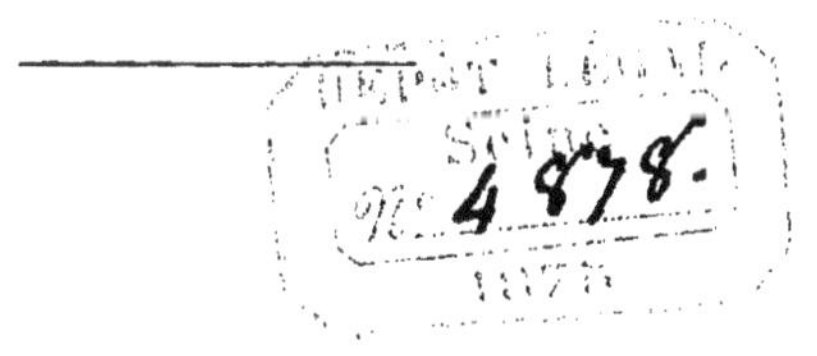

PARIS

G. MASSON, ÉDITEUR

LIBRAIRE DE L'ACADÉMIE DE MÉDECINE

PLACE DE L'ÉCOLE-DE-MÉDECINE

1875

comme d'une maladie aiguë; le seul fait d'avoir eu une lésion phthisique constitue une prédisposition à de nouvelles poussées, si par une hygiène bien entendue, le malade n'évite pas toutes les influences nocives. Cette prédisposition peut s'éteindre, c'est une opinion généralement admise, mais pour cela il faut plusieurs années. Comme tous les praticiens, j'ai vu des phthisiques chez lesquels, après une amélioration inespérée, les accidents aigus se sont réveillés brusquement et ont marché avec une rapidité très-grande; mais le plus souvent dans ces cas il est facile de trouver l'explication de cette recrudescence : c'est une imprudence, un refroidissement, ou l'influence de mauvaises conditions hygiéniques ou morales.

Le phthisique guéri est un valétudinaire, et il ne doit pas oublier que la médication qui l'a mis à même de résister à la maladie, serait impuissante à le mettre à l'abri de rechutes si, de son côté, il ne fait tous ses efforts pour se soustraire aux causes qui ont provoqué ou favorisé l'explosion du mal; la médication du Mont-Dore ne fait pas exception à la règle commune, elle ne guérit pas tous les malades, il s'en faut, mais elle possède l'immense avantage d'être employée utilement dans nombre de cas où il serait dangereux de tenter tout autre traitement énergique.

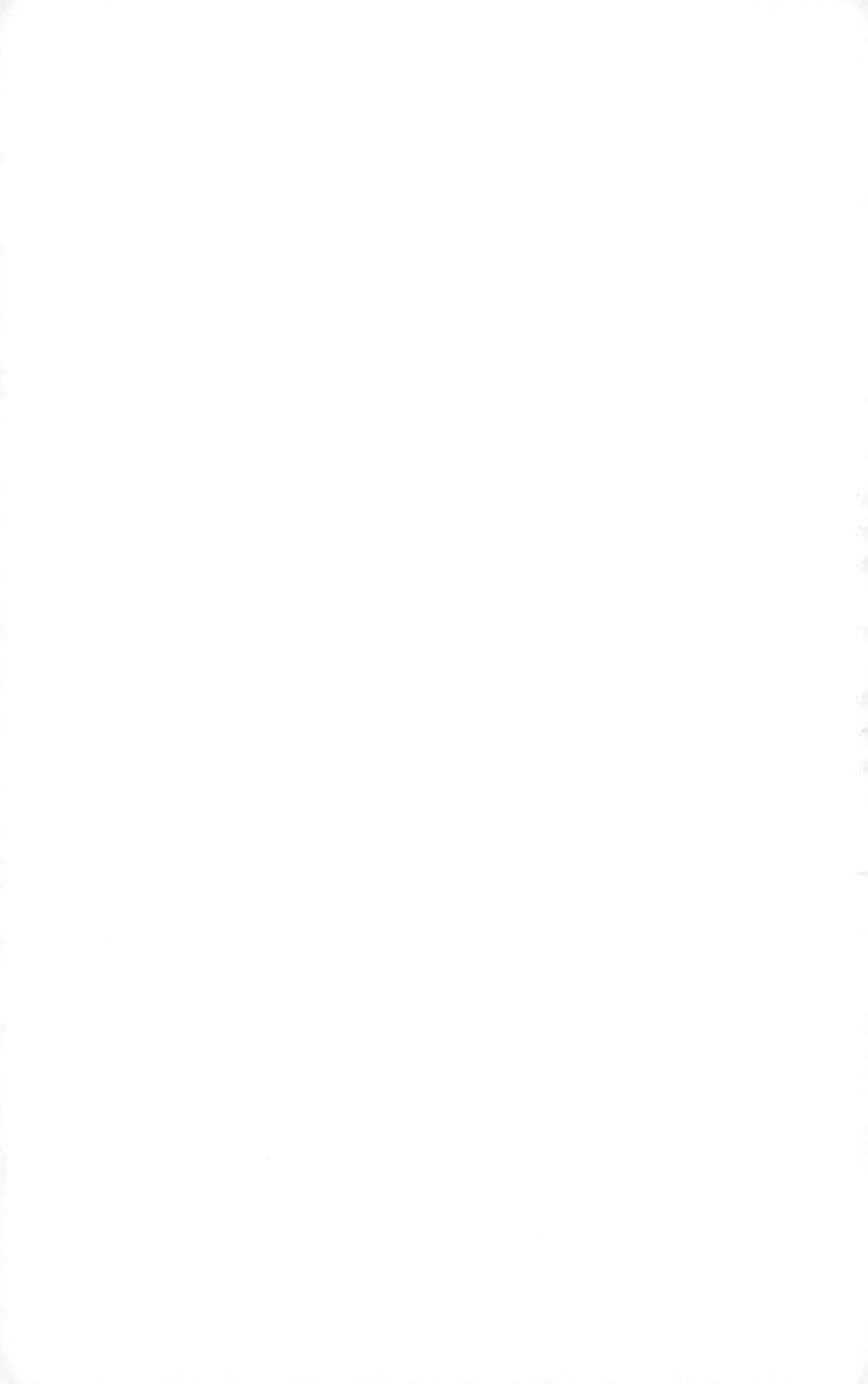

# ÉTUDE

SUR LA

# PHTHISIE PULMONAIRE

## PREMIÈRE PARTIE

### CONSIDÉRATIONS SUR LA PATHOGÉNIE ET L'ÉTIOLOGIE DE LA PHTHISIE PULMONAIRE.

La phthisie tuberculeuse est-elle une inflammation chronique, comme le voulait Broussais, ou bien doit-on, avec Laennec, repousser l'origine inflammatoire des dégénérescences tuberculeuses? Si la clinique est impuissante à résoudre à elle seule le problème, elle nous fournit des renseignements précieux que nous utiliserons; mais cherchons d'abord la réponse à la question que nous nous sommes posée, à l'aide de l'anatomie pathologique.

Le produit typique de la tuberculose est la granulation grise; les histologistes sont d'accord sur ce point, de même que sur les caractères microscopiques de cette granulation. La genèse du tubercule a, au contraire, provoqué la séparation des auteurs en deux camps : les uns, avec Virchow, et ceux-là sont les plus nombreux, admettent que la granulation est le résultat d'une prolifération cellulaire (*théorie cellulaire*) ; pour les autres, les vaisseaux sanguins fournissent une exsudation fluide, qui forme par sa première coagulation un blastème moléculaire dans lequel se développe le tubercule (*théorie de l'exsudation*).

Indépendamment de la granulation ou concurremment avec elle, il existe dans les poumons des phthisiques d'autres lésions ; l'étude de ces lésions a provoqué de nombreuses dissidences entre les micrographes et les a conduits à des conclusions opposées. Pour Virchow, en dehors de la granulation, il n'y a que des produits inflammatoires ; aussi il admet la phthisie tuberculeuse et la phthisie pneumonique ; on les rencontre souvent simultanément chez le même malade, mais parfois elles sont séparées. Une partie de l'école allemande a trouvé que la part faite à l'inflammation dans la phthisie n'était pas encore suffisante ; pour elle, les processus pneumoniques sont la base de la tuberculose : *le plus grand danger auquel est exposé un phthisique, c'est de devenir tuberculeux.* La tuberculose reconnaît pour origine la résorption des matériaux caséeux (Niémeyer). Quant à la matière caséeuse, elle est le résultat de la regression d'un produit inflammatoire ; la pneumonie caséeuse peut être la terminaison d'une pneumonie fibrineuse ; mais ce cas est rare ; plus souvent elle succède à une pneumonie catarrhale aiguë ; enfin, elle est presque la règle après la pneumonie catarrhale chronique. La profondément étonné. Chez deux cent cinquante phthisiques autopsiés, le premier trouve constamment des granulations, tandis que sur cent trente et un phthisiques le second trouve cent vingt-trois fois de la pneumonie pure.

En présence d'opinions si contradictoires sur un fait anatomique toutes soutenues par des auteurs compétents, la question de la dualité de la phthisie semble insoluble. Il est toutefois une particularité qui a une grande importance ; c'est que les inflammations caséeuses se comportent de tout point comme le tubercule dans leur développement.

« Les vaisseaux sanguins qui se trouvent compris dans ces foyers inflammatoires subissent les mêmes altérations que ceux qui traversent les granulations. Dans les plus gros, il se fait une oblitération par endarterite végétante ; dans les plus petits, il se fait des coagulations et des amas de cellules rondes qui donnent ces figures élégantes, prises pour des cellules géantes par certains auteurs[1]. »

Cet arrêt de la circulation est indispensable pour expliquer la nécrobiose des éléments qui doivent subir la transformation graisseuse.

Quelques auteurs ont expliqué l'arrêt de la circulation par la compression produite par la grande quantité d'éléments cellulaires; mais cette opinion n'est pas soutenable dans un grand nombre de cas, où les cellules sont en petit nombre, et tous les cliniciens, même les partisans de la pneumonie caséeuse, comme

1. Thaon, *loc. cit.*

M. le professeur Jaccoud, admettent que « les processus pneumoniques ne deviennent phthisiques que chez les individus débiles soumis à de mauvaises conditions hygiéniques. La caséification des exsudats broncho-pulmonaires est en tout cas un processus débilité [1].

La coexistence presque constante de la granulation et de la pneumonie caséeuse rend inutile le diagnostic différentiel de deux états morbides qui se compliquent mutuellement. Néanmoins nous croyons utile d'exposer en quelques mots sur quelles données repose l'*ébauche* de diagnostic de M. Jaccoud.

La phthisie tuberculeuse est souvent héréditaire, la pneumonie caséeuse ne semble pas l'être. La première succède à un état local insidieux, la seconde à des maladies bien caractérisées et souvent aiguës.

La pneumonie caséeuse, à l'inverse de la phthisie tuberculeuse, est plus commune après la première moitié de l'âge adulte. L'hémoptysie, le siége au sommet et la bilatéralité sont plus fréquents dans la phthisie tuberculeuse, et sa marche est plus rapide. La fièvre est rémittente dans la pneumonie caséeuse ; lorsqu'il y a des oscillations de température élevées, on doit supposer qu'il existe des tubercules; dans ce dernier cas, la rémission du matin n'égale jamais celle de la pneumonie caséeuse.

En résumé, la phthisie tuberculeuse et la pneumonie caséeuse ont un processus morbide identique; toutes deux se développent dans les mêmes conditions de

1. Jaccoud, *Pathologie interne.*

dépression organique; leurs produits sont également inoculables et produisent la tuberculose; leurs signes stétoscopiques sont les mêmes, les symptômes rationnels offrent la plus grande analogie, leur terminaison est le plus souvent fatale.

Dès lors il est difficile de trouver des raisons solides à opposer à l'*unité* de nature des lésions phthisiques. Cette opinion est du reste celle qui est admise par la généralité des cliniciens français; pour notre part, nous nous y rallions de tout point, et nous comprenons sous la dénomination de phthisie pulmonaire la phthisie tuberculeuse et la pneumonie phthisiogène de certains auteurs.

Si nous repoussons d'une façon absolue la pneumonie caséeuse comme maladie simplement inflammatoire et indépendante de toute influence diathésique innée ou acquise, il est impossible de contester le profit qu'a tiré la clinique de l'étude approfondie des altérations phlegmasiques qui accompagnent le tubercule. La thérapeutique a puisé dans cette étude des indications nombreuses et y a trouvé l'explication de certains phénomènes que la théorie exclusive de Laennec ne permettait pas d'éclaircir.

Quelle que soit la doctrine histogénique que l'on admette, l'apparition du tubercule est toujours précédée d'une irritation, l'exudation ou la formation cellulaire ne sauraient exister sans elle. On doit à M. Colin la démonstration expérimentale de ce processus irritatif. Ce savant observateur a en effet remarqué que chez les animaux auxquels il inoculait de la matière tuberculeuse, l'éruption des granulations était toujours précédée d'une hypérémie manifeste, la cause de l'irritation est accidentelle et apparente, ou bien elle passe inaperçue; mais pour que la production du tubercule ait lieu, il faut en même temps une débilité constitutionnelle du sujet, débilité qui s'accuse par une imperfection des phénomènes intimes de la nutrition. Les conditions hygiéniques et morales capables d'amener cette dépression organique sont toutes susceptibles de provoquer la tuberculose; hâtons-nous d'ajouter que les individus soumis à ces mauvaises conditions leur opposent une résistance fort variable, sans que le plus souvent il soit possible de préjuger le degré de cette résistance. Il y a là évidemment une inconnue que l'état actuel de la science ne permet pas de scruter, et qui probablement est destinée à garder longtemps, sinon toujours, le voile qui l'enveloppe.

D'ailleurs cette inconnue n'est pas particulière à la phthisie pulmonaire, elle est commune à la plupart des maladies. Il serait impossible de dire pourquoi, sur un certain nombre de personnes bien portantes, exposées à un refroidissement subit, l'une d'elles sera frappée de pneumonie, une seconde d'entérite, tandis que les autres n'en éprouveront aucun inconvénient pour leur santé. Il est au contraire des cas nombreux où la prédisposition à la phthisie pulmonaire est évidente pour un observateur attentif, et c'est dans ceux-là que le rôle du médecin est le plus utile.

L'hérédité a une part considérable dans l'étiologie de la phthisie, au point que ce caractère a servi de point de départ à la plupart des auteurs pour la division de la phthisie en héréditaire et acquise. Aussi n'est-ce pas sans étonnement que nous lisons dans l'ouvrage de M. Pidoux : « L'hérédité indirecte ou l'hérédité par dégénération d'une autre maladie chronique s'y montre beaucoup plus commune que l'hérédité directe ou d'un phthisique à un phthisique. Cet axiome, qui semble d'abord en contradiction avec ce que l'on voit dans la pratique médicale, est cependant vrai en partie. Les phthisiques procréent des enfants qui se trouvent généralement dès leur naissance dans des conditions de vitalité si défectueuses que le plus grand nombre ne dépasse pas les limites de la première enfance. S'ils échappent à la méningite tuberculeuse, la puberté arrive pleine de danger pour eux, et la plupart succombent avant d'avoir donné la vie à des êtres qui se trouveraient dans des conditions plus mauvaises encore. Quant à la transformation, chez l'enfant, de diathèses autres que la tuberculose, dont sont atteints ses parents, elle n'est que trop fréquente. Une diathèse, quelle qu'elle soit, indique toujours un défaut d'équilibre entre les différents organes ou appareils de l'économie; ce défaut d'équilibre se traduit par des altérations dans les fonctions organiques et conséquemment des vices de nutrition. Les produits s'éloignent d'abord peu des tissus normaux; mais la maladie s'aggravant, ces produits se rapprochent des tissus inférieurs pour arriver à la dégradation extrême, le tubercule, produit condamné à mourir dès sa naissance, puisqu'il est incapable de toute nutrition.

En dehors de ces deux causes, l'hérédité et la transformation des diathèses, il en est une foule d'autres accidentelles, sur lesquelles ont insisté tous les auteurs qui se sont occupés de la phthisie pulmonaire ; il ne servirait à rien d'en faire ici l'énumération que l'on trouvera plus complète dans les auteurs classiques.

Que la phthisie pulmonaire soit innée ou acquise, elle est composée de deux éléments bien distincts : une constitution délabrée, qui ne peut plus fournir aux organes des éléments suffisamment réparateurs, pour maintenir leur intégrité ; et une lésion pulmonaire, conséquence de cette perversion de la nutrition. Dans le poumon d'un phthisique il existe, à côté du tubercule, des productions simplement phlegmasiques, et ces produits, le microscope permet de les découvrir à toutes les périodes de l'évolution tuberculeuse, depuis la granulation jusqu'à la caverne. Le tubercule est un néoplasme éminemment destructeur ; si sa marche était fatalement envahissante, il suffirait de la présence d'une granulation, au sommet d'un poumon, pour que celui-ci fut successivement détruit du haut en bas, dans un espace de temps assez court. Telle n'est pas heureusement la marche du tubercule. Il se fait à un moment donné une éruption de granulations, une *poussée*. Une fois née au milieu du tissu pulmonaire, que va devenir cette production tuberculeuse ? Sous l'influence de l'irritation qui l'a produite, il va se former de nouveaux tubercules, mais une fois l'éclosion terminée, l'irritation persiste et l'inflammation qui en résulte n'a plus de commun avec ce tubercule que son siége. Cette inflammation sera, suivant les cas, plastique ou purulente. Dans la première hypothèse, il se produit une végétation de tissu embryonnaire, lequel passe peu à peu à l'état de tissu conjonctif adulte[1], les produits tuberculeux sont enkystés par cette membrane protectrice, résultat de l'inflammation réparatrice de Cruveilher et peuvent rester dans le poumon indéfiniment sans provoquer de troubles appréciables. Mais l'inflammation peut ne pas se borner à ce rôle *providentiel*, envahir une partie étendue du poumon et constituer à son tour un danger des plus sérieux. Dans un tiers des deux cent cinquante observations recueillies par M. Thaon, cette inflammation plastique semble avoir joué le rôle prépondérant pour amener la mort du malade. Les choses ne se passent pas de même dans la seconde hypothèse, la production tuberculeuse provoque une inflammation purulente; il se forme entre la partie saine du poumon et la partie à éliminer un sillon de séparation, la matière caséeuse est évacuée, et il reste une excavation dont les parois sécrètent du pus comme un ulcère ordinaire. Après un temps variable, il se produit une nouvelle poussée et les mêmes phénomènes recommencent.

Ainsi, comme nous l'avons déjà vu, l'irritation précède l'origine du tubercule, celui-ci provoque l'inflam-

1. Thaon, *loc. cit.*

mation qui peut en produire la guérison et qui, dans tous les cas, accompagne son évolution jusqu'à la terminaison de la maladie.

A côté de l'étiologie de la phthisie pulmonaire, se présente une question que l'on ne peut passer sous silence : c'est l'antagonisme de certaines maladies pour la phthisie. Cette étude a été traitée avec beaucoup de développements par M. Pidoux, dans son livre sur la phthisie, et cette doctrine a fait des adeptes dès son apparition, comme aussi elle a rencontré des adversaires. Cet antagonisme existe, on ne peut le nier, et il ne peut y avoir divergence d'opinion que sur la manière de l'interpréter.

Il est d'observation à peu près constante que la phthisie pulmonaire subit un temps d'arrêt, plus ou moins complet et d'une durée variable, toutes les fois que, pendant son cours, il se produit dans un autre appareil de l'économie une suractivité organique, à la condition toutefois que le malade ne soit pas arrivé à la période de coliquation. C'est ainsi que généralement on observe une amélioration marquée lorsque, sous l'influence d'une médication ou naturellement, on voit se produire certains phénomènes dits *critiques*, tels que : une manifestation cutanée rétrocédée depuis longtemps, un flux hémorrhoïdal supprimé jadis, des sueurs partielles aux pieds que le malade n'avait plus depuis plusieurs années. Un phénomène physiologique, la grossesse, vient à l'appui de notre thèse. Les auteurs sont généralement d'avis que la grossesse est un danger sérieux pour la femme phthisique, nous partageons cette opinion et, comme nos maîtres, nous défendons le mariage aux jeunes filles phthisiques, surtout en vue des dangers de la grossesse; mais les mêmes auteurs accordent aussi que, pendant la grossesse, la phthisique qui n'a pas dépassé le deuxième degré, voit les accidents pulmonaires s'amender; la toux diminue, l'expectoration devient presque nulle; en un mot, la maladie s'arrête. Et cependant, si la lésion pulmonaire n'avait que l'importance secondaire que veulent lui accorder ceux qui ne voient que la diathèse dans la maladie, où trouver des conditions plus favorables au développement du tubercule?

Malgré les troubles digestifs qui ne manquent presque jamais dans les premiers mois de la grossesse, la femme a à fournir les éléments constitutifs d'un être nouveau qui se forme aux dépens de sa substance; ajoutez à cela l'inquiétude que donne toujours l'approche de l'accouchement chez une femme déjà faible, l'impossibilité de faire de l'exercice, le poids du fardeau, et voyez si l'on peut réunir un ensemble de conditions plus défavorables à la malade.

Eh bien, malgré tout, la jeune femme va mieux de la poitrine, mais, une fois l'accouchement terminé, tout change d'aspect, la toux et la dyspnée reviennent; souvent il se fait des hémoptysies, la fièvre s'allume et la maladie bien souvent marche avec une rapidité telle, que la nature semble avoir réservé toutes ses forces pour conduire jusqu'au bout la formation d'un nouvel être, et une fois ce grand acte accompli, elle est épuisée, et la marche fatale de la phthisie est accélérée de tout le retard qu'elle avait subi.

Nous avons vu au Mont-Dore deux jeunes femmes qui nous avaient été adressées par notre maître et ami, le docteur Gagnon, chez lesquelles la grossesse produisit un arrêt complet dans l'évolution de la phthisie pulmonaire; voici ces observations en résumé :

Mme B... a perdu sa mère et ses deux sœurs de la phthisie pulmonaire, son enfance a été délicate et cette jeune femme a toujours eu une susceptibilité très-grande à s'enrhumer; mariée à dix-huit ans, elle en avait vingt lorsque je la vis au Mont-Dore. Cheveux châtains, taille moyenne, embonpoint suffisant. Mme B... a eu une hémoptysie il y a six mois; depuis cette époque elle tousse continuellement, et depuis trois mois l'expectoration est extrêmement abondante, les crachats sont purulents. L'appétit est conservé, mais les digestions sont difficiles, et le plus souvent, après les repas, sous l'influence de la toux, il y a des vomissements alimentaires, sueurs matutinales profuses limitées à la partie supérieure du corps. La malade accuse une très-grande faiblesse musculaire, et la respiration est difficile sous l'influence de la marche, dyspnée lorsque la marche devient ascensionnelle. Fièvre vespérine.

A l'examen de la poitrine, nous trouvons de la matité aux deux sommets, plus marquée et plus étendue à droite où elle occupe le tiers du poumon. De ce côté, on perçoit des râles cavernuleux, de la broncophonie et de la respiration bronchique ; à gauche, râles muqueux moyens, expiration très-rude, presque soufflante et très-longue. Sous l'influence de la cure thermale, l'état général s'améliora sensiblement, la gaieté revint à la malade et elle put faire des promenades à pied. La fièvre du soir diminua, mais ne disparut pas complétement pendant le séjour de cette malade. Les vomissements cessèrent, l'expectoration diminua sensiblement, mais l'étendue de la matité resta la même et on percevait toujours les bruits humides que nous avons signalés. L'année suivante j'appris, par une des parentes de la malade, qui l'avait accompagnée aux eaux, que M^me^ B... avait eu un hiver passable et que depuis le mois de mai elle était guérie. Mon étonnement fut grand, mais cessa lorsque j'appris que ma jeune malade était enceinte et que l'accouchement devait arriver au mois de septembre. Il eut lieu sans accidents ; je n'ai pu avoir aucun renseignement sur la santé de M^me^ B... pendant l'hiver qui suivit, mais, en 1872, nouvelle grossesse à la suite de laquelle les accidents pulmonaires marchèrent avec une rapidité extrême, et trois mois après l'accouchement M^me^ B... succombait au milieu des accidents hydrémiques qui terminent souvent cette maladie.

La seconde observation est presque identique à la précédente, mais la maladie était moins avancée ; il n'y avait dans la poitrine aucun signe de ramollissement, aussi les résultats de la cure furent-ils très-satisfaisants (juillet 1870). L'hiver fut passé en Auvergne, et, malgré la rigueur du climat, la jeune femme se porta assez bien; pendant l'été de 1871 elle devint enceinte et se croyait guérie : six mois après son accouchement, elle succombait.

Si nous avons insisté sur le rôle que joue la grossesse dans le cours de la phthisie, c'est qu'à notre avis son influence sur la maladie que nous étudions n'a rien de spécial, et peut nous expliquer l'antagonisme que M. Pidoux admet entre certaines diathèses et la phthisie pulmonaire.

Lorsque chez un herpétique, qui est devenu phthisique, on voit reparaître une manifestation cutanée éteinte depuis longtemps, c'est un phénomène heureux, tous les praticiens sont unanimes sur ce point. Chez un de nos malades, dont nous rapportons l'observation plus loin, l'amélioration de la maladie de poitrine a coïncidé avec l'apparition de plaques d'exzéma sec au cou et au visage, et le malade interrogé sur ce point se souvint qu'il n'avait plus observé d'éruptions semblables depuis quatre ans. Est-ce à dire que notre malade, sous l'influence de la phthisie, avait cessé d'être herpétique, mais qu'il l'est devenu de nouveau lorsque la maladie de poitrine est entrée dans une période d'arrêt? Cette interprétation est ingénieuse, on ne peut le nier; il y a quelque chose de séduisant dans ces évolutions successives qui, d'un herpétique bien charpenté et doué de tissus vigoureux, vont faire un phthisique qui n'aura l'espoir de voir la marche fatale de sa maladie arrêtée qu'à condition de rentrer en possession de son ancienne diathèse. La nature n'a pas de ces subtilités, et, à moins qu'elles ne reposent sur des preuves irréprochables, le médecin doit admettre l'explication la plus simple qui se présente. Sous l'influence de la cure thermale, il s'est produit chez notre malade une amélioration très-grande dans l'état général; la congestion du poumon a disparu, la peau s'est animée, et en recouvrant ses fonctions elle est redevenue le siége d'une suractivité nutritive qui était son état normal. La manifestation cutanée a-t-elle été la conséquence de l'arrêt de la maladie de poitrine, ou bien a-t-elle joué en partie le rôle de cause dans cet arrêt? La congestion pulmonaire a cédé sous l'influence de l'exagération de la circulation périphérique qui, à son tour, a provoqué l'éruption cutanée.

Un fait m'avait vivement frappé au début de mes études médicales à l'école de Clermont, et il est resté dans mon esprit. Un malade âgé d'environ soixante ans entra dans une salle de chirurgie pour un ulcère dartreux, occupant la partie supérieure de la face interne de la cuisse. Sous l'influence d'applications topiques, cette plaie, qui remontait à une dizaine d'années, se ferma avec une rapidité qui enchanta le malade autant qu'elle l'étonnait; mais sa joie et la satisfaction du chirurgien furent de courte durée. La sortie du malade fut ajournée parce qu'il avait contracté une bronchite, et nous assistâmes à l'évolution d'une phthisie qui marcha avec une rapidité que l'on observe bien rarement à cet âge. Des vésicatoires furent appliqués au siége de l'ancienne plaie, dans l'espoir de rappeler l'éruption dartreuse. Tout fut inutile, et, à l'autopsie, on trouva les poumons infiltrés de matière tuberculeuse, avec des cavernes dans les sommets. Chez ce malade, il est évident que la suppuration de la cuisse tenait en échec une maladie pulmonaire qui existait probablement à l'état latent depuis nombre d'années, et qui, une fois partie, ne s'est plus arrêtée. Les ouvrages anciens fourmillent d'observations analogues à celle-ci ; de là le précepte qu'il est des maladies qu'il faut savoir respecter. Dans des cas pareils, la diathèse antagoniste n'a rien à faire.

Chez les arthritiques les choses se passent-elles différemment? « L'arthritis, surtout le goutteux, est le plus souvent la maladie des natures vigoureuses et sanguines; il affecte de préférence les fortes races. Affirmer cet antagonisme, c'est à peu près comme si on disait que les constitutions fortes et à riche hématoses caractérisées par une suranimalisation du sang et de ses produits, excluent la tuberculose, maladie qui suppose des conditions de l'organisme entièrement opposées[1]. »

Cet antagonisme, personne ne peut le mettre en doute, et si l'illustre médecin des Eaux-Bonnes s'était borné à formuler des axiomes comme celui-ci : Un phthisique né de parents robustes et longèves a beaucoup de chance de voir sa maladie marcher lentement, nul n'eût songé à combattre sa doctrine. Aussi longtemps que dureront, chez l'arthritique, les phénomènes de fluxion active du côté de la peau, des articulations,

1. Pidoux, *Études sur la phthisie*.

des reins ou du foie, il sera à l'abri de la tuberculose. Cette assertion nous semble indiscutable; mais elle affirme simplement l'opposition qui existe entre les phénomènes morbides des deux diathèses. Réduite à ces proportions, la théorie de l'antagonisme nous semble rigoureuse, mais elle est bien différente de celle de M. Pidoux. Pour ce savant clinicien, la manifestation s'éclipse devant la maladie générale. Toutefois, lorsqu'il arrive à l'alcoolisme et à la scrofule, deux causes fréquentes de phthisie, il est obligé, pour en faire des antagonistes de la tuberculose, d'établir une distinction basée sur les phénomènes morbides; tant que la scrofule est vigoureuse et toute extérieure, tant que l'alcoolisme se manifeste par des dilatations capillaires de la peau, que le malade est vigoureux et qu'il digère, ces maladies excluent la phthisie. Pour la cachexie paludéenne, M. Pidoux a soin de noter que pour être antagoniste, il faut qu'il y ait un gonflement de la rate.

Nous n'insisterons pas davantage, nous croyons avoir été suffisamment explicite, sur la manière dont nous comprenons l'antagonisme de certaines maladies pour la phthisie pulmonaire. Si notre interprétation n'est pas conforme à celle d'un savant clinicien, nous avons la conviction qu'elle est acceptée par la généralité des médecins.

# DEUXIÈME PARTIE

## TRAITEMENT DE LA PHTHISIE PULMONAIRE.

Abandonnée aux seules ressources de la nature, la phthisie pulmonaire peut guérir; le fait n'est contesté par personne aujourd'hui. D'ailleurs les nombreuses autopsies faites chaque année dans les asiles de vieillards, notamment à Bicêtre et à la Salpêtrière, ne laissent aucun doute à ce sujet.

Lorsque la maladie est arrivée au second degré (*ramollissement*), il peut se présenter plusieurs éventualités : la partie nécrobiosée est complétement isolée par une pneumonie interstitielle, elle subit la dégénérescence graisseuse, ses matériaux organiques sont résorbés et il ne reste dans le kyste que des sels calcaires. S'il existe une caverne, elle peut disparaître par accolement des surfaces opposées, ou bien il se forme à sa surface une fausse membrane qui s'organise et dont l'épithélium fait suite à celui des bronches; enfin, dans une dernière hypothèse, les parois de la caverne donnent lieu à une proliferation de tissu conjonctif et celui-ci aboutit à une masse fibro-cartilagineuse qui remplit la cavité.

Ces divers modes de réparation ont tous été observés, mais sont-ils les seuls dont dispose la nature pour produire la guérison des lésions pulmonaires de la phthisie? en un mot le tubercule est-il susceptible de se terminer par résolution? Certains auteurs semblent disposés à admettre cette terminaison, et notre confrère Mascarel, raisonnant par analogie du ganglion scrofuleux au tubercule, se demande pourquoi la granulation grise resterait seule réfractaire à tout travail de résorption. S'il était démontré que le tubercule ne diffère en rien du ganglion scrofuleux, cette conclusion serait rigoureuse, mais il s'en faut que cette identité soit admise, et l'anatomie pathologique ne se fait pas avec des raisonnements. Tant qu'elle n'aura pas reçu de sanction scientifique, la résolution du tubercule, quel que soit le nombre des adhérents à cette opinion, ne saurait avoir d'autre valeur que celle d'une hypothèse.

La guérison spontanée est l'exception, et trop souvent encore, malgré tous les efforts d'une thérapeutique bien dirigée, la nature est impuissante à résister aux progrès de l'affection. Malgré le nombre des insuccès, nous ne sommes plus au temps où la médecine avait renoncé à toute lutte et assistait désarmée à l'agonie du phthisique; l'anatomie pathologique, en démontrant la possibilité de la guérison spontanée de la phthisie pulmonaire, a rendu au médecin l'espoir dont il n'aurait jamais dû se départir, et de nombreuses médications ont été préconisées. Parmi ces diverses médications, les unes sont rationnelles, c'est-à-dire basées sur la connaissance des conditions pathogénésiques du tubercule et de ses transformations, celles-là ont donné des résultats heureux; d'autres, au contraire, sont empiriques et reposent sur la découverte du prétendu spécifique du tubercule; il n'est pas besoin d'ajouter que ces dernières sont vite tombées dans l'oubli.

« Les seules bases solides du traitement prophylactique et du traitement curateur sont fournies par la notion de nutrition imparfaite et par la connaissance de l'influence nocive des phlegmasies[1] ». Telle est la conclusion à laquelle conduit forcément la pathogénie de la phthisie pulmonaire et que le médecin ne devra pas perdre de vue, s'il veut n'avoir pas trop de mécomptes dans sa pratique médicale. Quels que soient les accidents inflammatoires que présente la poitrine d'un phthisique, il ne faut pas oublier que l'organisme tout entier est en souffrance, et qu'une fois les accidents aigus passés, le médecin se trouvera en présence d'un malade languissant, chez lequel les fonctions organiques s'exécutent difficilement. Il y a là un juste milieu qu'il faut savoir garder; combattre l'inflammation sans trop débiliter le malade, et le tonifier sans avoir à redouter une excitation qui pourrait provoquer du côté de la poitrine des accidents rapidement mortels.

Les indications thérapeutiques sont fournies, moins

1. Jaccoud, *Pathologie interne*, t. II.

par le degré de la maladie que par sa forme; chez certains phthisiques l'affection est tellement torpide et sa marche si lente, que l'indication primaire est de tonifier le malade, et c'est sans doute cette forme de phthisie que H. Bennet avait en vue lorsqu'il a écrit son livre sur le traitement de la phthisie pulmonaire; chez d'autres, au contraire, ce sont les contre-stimulants qui doivent occuper le premier rang et chez ceux-là le professeur Fonssagrives a obtenu des succès en administrant le tartre stibié à dose Rasorienne pendant des mois entiers. Le plus souvent, chez le même malade il faut avoir recours alternativement aux deux médications, et suivant l'expression de Pidoux « il faudrait des toniques calmants, ou des sédatifs et des antiphlogistiques fortifiants ». Malgré l'opposition qui semble exister entre ces deux propriétés, elles peuvent se trouver renfermées dans un seul médicament, et nous espérons démontrer, à l'aide de faits cliniques, que la médication hydro-thermale du Mont-Dore répond à la double indication : tonifier le malade, prévenir la congestion du poumon et favoriser la résolution des produits inflammatoires existant dans le tissu pulmonaire.

C'est à ce double effet que l'on doit attribuer l'utilité de la médication thermale chez la plupart des phthisiques qui viennent au Mont-Dore, et le peu de dangers que présente son emploi pour les malades voués fatalement à une mort prochaine par l'étendue des lésions pulmonaires, pourvu toutefois que l'usage des eaux soit réservé et attentivement surveillé, et que de plus le malade ne soit pas arrivé aux dernières périodes de la coliquation. Cette dernière restriction peut sembler superflue, cependant nous l'avons faite avec intention.

Il ne se passe pas d'année que nous ne voyons venir au Mont-Dore un certain nombre de malades qui arrivent mourants; la plupart ont quitté leur pays malgré l'avis contraire de leur médecin, attirés par la réputation des eaux et poussés par cette espérance illusoire qui marque presque toujours l'approche de la terminaison fatale de la phthisie pulmonaire. Ces malades succombent quelquefois avant d'arriver à la station thermale. Mais s'ils ont eu le temps d'y arriver, le public ne manque pas d'imputer leur mort à un médicament dont le plus souvent ils n'ont point usé. Il en est des eaux minérales comme de tous les médicaments, elles n'agissent sur l'organisme qu'autant que celui-ci a les forces nécessaires pour subir leur influence et provoquer les réactions qui opposeront une résistance utile à la marche progressive de la maladie.

Les médicaments, en général, n'agissent pas sur l'organisme sain de la même manière que sur l'organisme malade, et nous ne nous exagérons pas la valeur des conséquences thérapeutiques, tirée uniquement des effets physiologiques d'une substance; aussi notre intention n'est-elle pas de nous appesantir sur l'étude des phénomènes physiologiques provoqués par l'usage de l'eau du Mont-Dore, et des diverses pratiques hydrothermales en usage à cette station. Sans nous préoccuper des effets produits sur les maladies assez nombreuses que l'on traite avec succès à notre station thermale, nous nous attacherons surtout aux effets obtenus chez les phthisiques qui suivent le traitement. Nous allons étudier successivement l'eau en boisson, les salles d'aspiration et de pulvérisation, les bains entiers ou partiels, et enfin les douches.

*Eau en boisson.* — Un des effets les plus immédiats et les plus constants de l'eau du Mont-Dore bue à la source est d'augmenter l'appétit et de faciliter les digestions ; cet effet s'observe chez la généralité des phthisiques, quel que soit le degré de la maladie et bien que souvent l'eau soit prise en petite quantité. L'eau doit être bue le matin à jeun, en deux ou trois prises différentes, pure de tout mélange, à moins d'indications spéciales, et à des intervalles qui varient d'une demiheure à une heure ; la dose varie également, suivant les cas, de deux quarts de verre à trois et même quatre verres ; il est inutile et souvent dangereux d'en ingérer une plus grande quantité.

Faut-il attribuer uniquement à l'eau minérale le surcroît d'activité de l'appareil digestif dont nous venons de parler ? Nous n'hésitons pas à répondre non, quoique nous lui accordions une part considérable dans la production de ce phénomène heureux. Les malades viennent le plus souvent de villes populeuses où ils respiraient un air vicié, ils arrivent dans un pays de montagne, à une altitude de 1,046 mètres au-dessus du niveau de la mer ; l'air y est d'une pureté remarquable et chargé d'émanations balsamiques se dégageant des forêts de sapins qui avoisinent la station; les conditions morales dans lesquelles ils vont vivre pendant la durée de la cure sont toutes différentes de celles qu'ils viennent de quitter; loin des affaires, des soucis domestiques et des préoccupations habituelles, ils n'ont à s'occuper que de leur guérison. Il est impossible que l'ensemble de ces causes n'ait pas une influence heureuse sur la santé; quant à déterminer la part qui revient à chacune d'elles, le problème nous semble aussi difficile à résoudre que sa solution nous paraît peu utile.

Nous avons une médication complexe, bornons-nous à observer ses effets et à les utiliser. L'augmentation de l'appétit doit être surveillée; Michel Bertrand recommandait expressément de ne pas le satisfaire complétement, sous peine de voir se produire rapidement un embarras gastrique. Cet accident, il est vrai, est ordinairement sans gravité, et cède le plus souvent à l'emploi d'un purgatif salin; mais c'est une entrave au traitement, un jour ou deux d'interruption, et on observe quelquefois des troubles intestinaux d'une gravité assez grande qui ne connaissent pas d'autre cause.

Dès les premiers jours du traitement par l'eau en boisson, il se produit dans toute l'économie une légère excitation : la force musculaire semble augmentée, le besoin de marcher se fait sentir; la peau s'anime un peu, la perspiration cutanée augmente et va jusqu'à la sueur sous l'influence d'un exercice même modéré. La sécrétion urinaire augmente lorsque les fonctions de la peau ne sont pas exaltées, mais le plus souvent c'est l'inverse que l'on observe; les sécrétions cutanées sont notablement augmentées, tandis que l'urine diminuée de quantité se colore et devient sédimenteuse. Chez les malades graveleux, l'eau du Mont-Dore provoque l'expulsion des graviers d'acide urique, et même il n'est pas rare de rencontrer du sable urique dans les urines de malades qui n'en avaient jamais rendu jusque-là.

La période d'excitation se prolonge rarement au delà du quatrième ou du cinquième jour et souvent dure moins longtemps. C'est généralement vers le cinquième jour que la congestion de la muqueuse pharyngienne atteint son maximum d'intensité; cette congestion, que l'on constate *de visu*, provoque rarement de la douleur et se traduit par un peu de sécheresse à la gorge. L'expectoration, d'abord augmentée, tend à être moins abondante et devient plus aérée. La soif assez vive paraît être en rapport avec les déperditions sudorifiques. Le pouls n'est pas sensiblement modifié par l'action de l'eau minérale prise en boisson en dehors de toute pratique balnéaire.

Il est assez fréquent d'observer, dès le début du traitement minéral ou pendant son cours, des accidents névralgiques; le plus commun est la névralgie faciale limitée à une des branches du trijumeau; le point douloureux que l'on trouve le plus souvent est le point sus-orbitaire. Ces névralgies affectent assez souvent le type intermittent et cèdent facilement à l'emploi du sulfate de quinine; si la névralgie est très-douloureuse, une injection sous-cutanée de 1 ou 2 centigrammes de chlorhydrate de morphine fait disparaître la douleur et la quinine en prévient le retour.

Le sommeil est légèrement agité, surtout au début, mais cette agitation va rarement jusqu'à l'insomnie ; après la période d'excitation, le sommeil devient au contraire profond et un peu lourd, les malades s'y livrent volontiers et il n'est pas rare de voir des gens qui dorment habituellement quatre ou cinq heures à peine, dormir huit et neuf heures de suite au Mont-Dore. En même temps on observe un peu de paresse musculaire; à cette envie de marcher des premiers jours a succédé le besoin de tranquillité; d'ailleurs, l'appétit persiste, les digestions sont régulières et l'activité de la circulation capillaire cutanée se maintient, donnant lieu assez souvent à des éruptions de diverse nature.

Lorsque l'eau minérale est bien digérée, elle produit un peu de constipation; les selles sont régulières, mais sèches. Si la constipation dépasse ces limites, il faut la combattre; dans les maladies de poitrine surtout, la liberté du ventre est indispensable; le moyen le plus simple consiste dans l'association de la rhubarbe en poudre avec de l'extrait de jusquiane (pilules de Bertrand).

Sous l'influence de l'eau du Mont-Dore, les règles sont généralement avancées et coulent plus abondantes, les exutions fluent davantage.

La cure par l'eau en boisson dure ordinairement de vingt à vingt-cinq jours. C'est vers ce moment qu'apparaissent les symptômes de saturation; dégoût très-marqué pour l'eau minérale, troubles digestifs, courbature, un peu de fièvre, sommeil troublé par des rêves pénibles, augmentation de l'expectoration ; il faut cesser le traitement. La tolérance est du reste fort variable, et il est quelques malades chez lesquels elle semble indéfinie.

Tel est l'ensemble des phénomènes que l'on observe le plus souvent sous l'influence de l'administration des eaux du Mont-Dore ; est-il besoin d'ajouter que chaque individu leur imprime un cachet particulier suivant sa constitution, son idiosyncrasie et la forme de sa maladie. Il est toutefois deux effets qui ne manquent presque jamais : la stimulation des fonctions digestives et l'excitation de la peau. Ajoutons que bien rarement on a l'occasion d'observer les effets obtenus par l'ingestion de l'eau minérale, indépendamment des pratiques hydrothermales qui rendent de si grands services aux phthisiques.

*Salles d'aspiration.* — Lorsqu'un phthisique entre pour la première fois dans la salle d'aspiration, il est rare qu'il n'éprouve pas un moment d'appréhension : il lui semble impossible de respirer au milieu de ce brouillard épais, dont la température oscille entre 30°,50 et 31°,50 ; s'il est sujet aux hémoptysies, son effroi est plus grand encore. Quelques minutes suffisent pour rassurer complétement le malade : au sentiment d'oppression du premier moment succèdent des inspirations profondes qu'il exécute avec une facilité inaccoutumée, l'expectoration devient facile, la toux se calme, le pouls moins serré prend de l'ampleur et la peau, qui était sèche, commence à devenir moite. Le plus souvent dès la première séance, le phthisique éprouve, pendant son séjour dans la salle d'aspiration, une sensation de bien-être très-marquée, et c'est à regret qu'il voit arriver le moment où il devra quitter un lieu où il respirait si bien.

La durée de la séance varie d'un quart d'heure à quarante-cinq minutes et dépend surtout de l'état des forces du patient. Le seul inconvénient qu'éprouvent quelquefois les malades dans ces salles est un peu de céphalalgie, qui disparaît facilement sous l'influence d'une application d'eau froide sur le front.

La sudation est un phénomène constant dans la salle d'aspiration; plus abondante chez les sujets ayant conservé de l'embonpoint, elle s'établit assez difficilement chez ceux qui sont minés par la fièvre hectique, et ce n'est guère qu'après trois ou quatre jours de traitement que chez ces derniers on observe des sueurs générales de quelque importance; chez eux la peau répond lentement aux appels qui lui sont faits. Dans notre pratique, nous cherchons toujours à provoquer ces sueurs générales; mais une fois le phénomène obtenu, nous ne cherchons pas une déperdition sudorifique considérable; nous n'oublions pas que c'est une dépense pour le phthisique, et il ne faut lui demander que celles qui sont indispensables. On modère la sudation en diminuant la durée de la séance, et surtout en passant dans une salle voisine où la température est moins élevée d'un degré et demi environ; cette différence, quoique faible, est très-nettement perçue par le malade et suffit pour l'effet que l'on veut obtenir. Si les sueurs augmentent les premiers jours, arrivées à un certain degré elles ont de la tendance à diminuer et le plus souvent à la fin de la cure elles se réduisent à une douce moiteur.

Certains malades, dans l'espoir de rendre l'aspiration plus active, avancent la tête au-dessus de l'orifice par lequel la vapeur se dégage dans la salle, et provoquent ainsi une congestion qui peut aller jusqu'à l'étourdissement. Il suffit de signaler la possibilité de cet accident pour le prévenir.

La vapeur qui arrive à la salle d'aspiration est obtenue à une haute température; elle est *forcée* et renferme tous les principes minéraux qui entrent dans la composition de l'eau du Mont-Dore; Jules Lefort en a donné la démonstration chimique; il est donc incontestable que cette vapeur, arrivant jusque dans les dernières ramifications bronchiques, doit exercer une action générale sur l'organisme et une action topique. Nous n'avons pas besoin d'insister sur l'absorption des principes médicamenteux par la muqueuse bronchique; lorsqu'ils sont entrés dans le torrent circulatoire, leurs effets viennent s'ajouter à ceux produits par l'ingestion de l'eau minérale. La vapeur d'eau et l'acide carbonique ont une action sédative sur le poumon, mais les sels minéraux avant d'être absorbés ont, comme nous l'avons dit, une action de contact, action cautérisante si l'arsenic agit sur les ulcères du poumon comme il agit sur les plaies extérieures. Tant que les tubercules sont à l'état cru, c'est l'action sédative et émolliente qui a la prépondérance pour amener la résolution des produits inflammatoires ; lorsqu'il y a du ramollissement, l'action topique a son utilité pour modifier les surfaces sécrétantes.

L'atmosphère chaude et humide de la salle d'aspiration excite la peau et augmente l'activité des capillaires périphériques ; sous cette influence la circulation générale se régularise, et nous n'hésitons pas à attribuer à la même cause une part considérable dans la décongestion du poumon. L'aspiration telle qu'on la pratique au Mont-Dore est sédative de la circulation, mais ce serait une profonde erreur de lui attribuer les effets hyposthénisants de certains médicaments, comme le tartre stibié, par exemple. Le pouls se ralentit mais il ne perd rien de sa force qui, au contraire, est augmentée, et l'énergie du cœur, loin d'être diminuée, devient plus manifeste parce que l'activité des capillaires vient en aide à l'organe central de la circulation et l'allége d'une partie de son travail. S'il restait quelque doute à ce sujet, il suffirait de constater le mouvement fébrile que l'on observe assez souvent à la sortie de la salle chez les malades indociles qui y prolongent outre mesure leur séjour.

La température assez élevée des salles d'aspiration semble, de prime abord, devoir être une contre-indication à leur emploi pour les hémoptoïques. Il est de règle, en effet, lorsqu'une hémoptysie se produit, de placer le malade dans une chambre fraîche, de le maintenir dans la position horizontale, et de ne lui donner que des boissons et des aliments froids. Ceux qui ont une prédisposition à cet accident devront chercher pendant l'été un climat tempéré, loin des fortes chaleurs et à une altitude moyenne. Malgré le bien fondé de toutes ces recommandations et les déductions que l'on pourrait en tirer, les phthisiques ne crachent pas le sang à la salle d'aspiration. Quelle est la cause de cette immunité ? Doit-on la rapporter à l'action styptique des sels de l'eau minérale, agissant directement sur le tissu pulmonaire, ou simplement à la stimulation périphérique dont nous avons parlé précédemment, ou bien ces deux causes agissent-elles simultanément? Autant de questions auxquelles il est impossible de répondre d'une façon satisfaisante. Quelle que soit l'explication admissible, les faits sont là avec leur simplicité brutale et ils attestent que les hémoptoïques peuvent sans danger fréquenter les salles d'aspiration. Nous ne connaissons pas d'exemple de malade pris d'hémoptysie à la salle d'aspiration, et cependant il nous est arrivé bien souvent d'y envoyer des phthisiques qui avaient eu des hémoptysies avant de venir au Mont-Dore, quelquefois pendant le voyage, et même à leur arrivée à la station. Lorsque nous parlons d'hémoptysie, nous n'avons en vue que celles qui sont sous la dépendance de la phthisie et en dehors de toute affection organique du cœur ou des gros vaisseaux.

Parmi les observations assez nombreuses qu'il nous

a été donné de recueillir, nous nous bornerons à citer la suivante, qui est intéressante, surtout à cause de l'abondance des hémoptysies :

La mère de Mlle X... est morte de la poitrine il y a quelques années; elle a dix-neuf ans, petite de taille, cheveux châtains, peau transparente, pommettes colorées, amaigrissement marqué qui remonte à plusieurs mois; la peau est sèche, la main brûlante, le pouls petit, serré, habituellement cent pulsations pendant la journée. Fièvre vespérine intense, sueurs abondantes le matin. Dispnée sous l'influence du moindre exercice, toux fréquente et pénible, amenant des petits crachats épais striés du sang. Pas d'appétit, digestions difficiles et très-lentes. La malade ne dort qu'avec le secours des opiacés.

Depuis l'hiver précédent, Mlle X... est sujette à des hémoptysies très-abondantes, qui surviennent indifféremment pendant la période menstruelle ou en dehors de cette époque; ces hémorrhagies se répètent plusieurs fois dans la journée et pendant plusieurs jours de suite. Le voyage qu'avait à faire cette jeune malade était assez long; la première partie se fit assez bien ; mais, arrivée à Clermont, elle eut une hémoptysie très-abondante (environ un litre).

A l'arrivée au Mont-Dore (21 août 1873), je trouvais la poitrine dans l'état suivant : dans le poumon droit, il existe des rouchus disséminés de bronchite, la sonorité est normale; à gauche, obscurité du son de toute la partie supérieure de la poitrine, plus marquée dans la fosse sus-épineuse et sous la clavicule; râles muqueux et sous-crépitants humides dans tout le poumon, quelques râles cavernuleux dans un point très-circonscrit sous la clavicule; c'est à peine si l'on peut trouver à la base quelques points où les bruits respiratoires sont entendus distincts des râles humides.

Il n'y avait pas une heure que j'avais quitté la malade, lorsque je fus rappelé en toute hâte; elle avait eu une hémoptysie d'environ un demi-litre de sang. Mlle X... était pâle, mais semblait assez calme, étant, disait-elle, accoutumée à de semblables accidents; elle sentait d'ailleurs que le vomissement de sang n'était pas fini. En effet, dans la soirée, elle eut encore deux hémoptysies qui donnèrent chacune la valeur d'un quart de litre de sang. Le lendemain (12 août), trois nouvelles hémoptysies très-abondantes, par vomissement, malgré l'emploi des moyens hémostatiques recommandés en pareil cas; la malade, très-soumise, suivait de point en point les prescriptions qui lui étaient faites. Le 13, le traitement minéral fut commencé : deux quarts de verre d'eau et deux pédiluves. La malade était très-faible et pouvait à peine marcher; la toux, presque continuelle, n'amena que quelques caillots de sang.

Le 14, séance à la salle d'aspiration pendant dix minutes. La malade, très-effrayée de la température de la salle, n'y eut aucun accident, et dès cette première séance si courte, la toux devint moins fatigante et perdit en grande partie son caractère spasmodique.

Pendant quelques jours, la malade se crut sur le

point d'avoir des crachements de sang, elle éprouvait, disait-elle, dans la poitrine une sensation particulière qui ne l'avait jamais trompée jusque-là; néanmoins l'hémoptysie ne reparut pas durant toute la cure.

Le 1er septembre, Mlle X... fut mise au demi-bain au pavillon et le supporta très-bien; elle n'en prit que six. La malade était très-excitable, et je craignais de provoquer le retour de la fièvre, qui avait cédé le neuvième jour du traitement.

Les bruits stéthoscopiques ne s'étaient pas amendés autant qu'aurait pu le faire espérer l'amélioration obtenue dans l'état général; les bruits morbides étaient moins humides, mais la matité était la même.

L'hiver se passa beaucoup mieux que ne l'avait espéré la malade; il n'y eut pas d'hémoptysie. C'est au mois de mai seulement que les crachements de sang reparurent, moins fréquents et moins abondants que l'année précédente; le dernier eut lieu le 25 juin, et lorsque la malade arriva au Mont-Dore, le 9 juillet 1874, elle se sentait prise des symptômes lui annonçant une nouvelle hémoptysie. Sous l'influence du traitement minéral, la congestion pulmonaire diminua, et il n'y eut pas de crachement de sang.

En ce qui concerne l'état du poumon, si Mlle X... n'avait pas gagné grand'chose, elle n'avait rien perdu, et je ne crois pas qu'avec une autre médication on eût pu espérer un semblable résultat, tout négatif qu'il est. La seconde saison thermale a été assez bien supportée, et l'arrêt obtenu dans la marche de la maladie par la première cure me laissait espérer un résultat satisfaisant; malheureusement Mlle X... habite un pays où les hivers sont rigoureux, et en février 1875 j'ai appris, par l'intermédiaire du docteur Claudot, le médecin traitant, que la malade toussait beaucoup et que le larynx menaçait d'être envahi par la lésion tuberculeuse.

Cette observation peut se passer de tout commentaire, et prouve, mieux que tous les raisonnements possibles, l'innocuité des salles d'aspiration au point de vue de l'hémoptysie.

*Salles de pulvérisation.* — L'utilité de l'aspiration des liquides pulvérisés dans les maladies chroniques des voies respiratoires, après avoir été admise dès le principe, a été vivement contestée; le débat est encore ouvert. Certains auteurs prétendent que l'eau, ainsi réduite en poussière, pénètre jusque dans les petits ramuscules bronchiques; pour d'autres, elle ne dépasse pas l'arrière-gorge et ne pénètre pas dans la glotte. Sans vouloir entrer dans une discussion en dehors de notre sujet, nous pouvons affirmer que ce mode d'aspiration nous a rendu des services incontestables dans nombre de cas d'affection chronique du larynx. Lorsqu'un malade est soumis à la pulvérisation pour une affection de l'arrière-gorge n'ayant pas encore intéressé le larynx, et chez lequel les cordes vocales ont conservé une épaisseur et une coloration normale, s'il aspire bien la poussière d'eau, après cinq ou six jours de traitement les cordes vocales présentent souvent une coloration rosée, que l'on n'observe presque jamais chez les personnes qui ne fréquentent pas la salle de pulvérisation.

La pulvérisation provoque une irritation substitutive de la muqueuse laryngienne, mais nous n'hésitons pas à proscrire son emploi chez les phthisiques ayant des ulcérations laryngiennes. Ces lésions provoquent généralement un peu d'infiltration œdémateuse des replis arythéno-épiglottiques, et il serait à craindre qu'une excitation locale trop vive n'amenât un œdème considérable qui aurait des conséquences funestes.

Un des inconvénients des salles de pulvérisation en général est le refroidissement produit par l'évaporation de l'eau très-finement divisée. Au Mont-Dore, la température est maintenue constante par un jet de vapeur qui se dégage dans ces salles comme dans les salles d'aspiration, et dont l'effet thérapeutique vient s'ajouter à celui de l'eau pulvérisée. La température est inférieure de deux degrés et demi environ à celle des salles d'aspiration, et permet d'y envoyer des malades pour lesquels il y aurait inconvénient à subir une sudation considérable, ou qu'une disposition à la congestion du cerveau empêche de bénéficier des salles d'aspiration.

La durée des séances à la salle de pulvérisation varie de vingt minutes à quarante-cinq minutes; mais le malade ne devra aspirer l'eau pulvérisée que cinq ou huit minutes, en plusieurs reprises séparées par des intervalles de repos [1].

1. L'établissement des vapeurs devenant insuffisant, il va être agrandi

*Bains.* — Les bains que l'on donne au Mont-Dore sont de deux espèces : les uns, tempérés de chaleur, sont préparés suivant les indications, par un mélange d'eau minérale à la température native, avec de l'eau minérale refroidie dans un réservoir spécial. La température des autres est constante : 43° ou 42°, suivant la baignoire. Ces derniers, à eau courante, sont alimentés par des sources dont les griffons s'ouvrent dans les cuves mêmes où sont plongés les malades. Ce sont les grands bains ou bains du pavillon, qui, avec la fontaine de la Magdeleine, constituent la médication héroïque du Mont-Dore, d'après Michel Bertrand, à l'opinion duquel nous nous rallions de tout point. Nous ne saurions mieux faire que de citer textuellement la description qu'a donnée ce savant observateur, des phénomènes produits par l'immersion dans le grand bain :

« La personne qui entre pour la première fois dans le grand bain éprouve une chaleur mordicante sur toute la surface du corps, une sorte de spasme d'anxiété, de difficulté de respirer et de perturbation générale qui, pendant les premiers moments, l'empêchent d'y rester. Elle s'enfonce, elle ressort; et enfin, après ces mouvements continués pendant quelques secondes, elle supporte le nouveau milieu dans lequel elle se trouve plongée.

du double; dans les nouvelles constructions, à la demande des médecins de la station, il y aura plusieurs salles d'aspiration dont la température sera graduée.

« Les premiers instants de l'immersion complète sont marqués par un resserrement auquel le pouls participe ; mais bientôt il devient large et fréquent, et la respiration précipitée ; la figure se colore et se couvre de sueur ; la peau prend plus de densité ; plus tard les artères battent avec force, et ordinairement, à la quinzième minute, le pouls n'a guère moins de cent pulsations [1].

« Il est rare que l'immersion complète soit indiquée chez les phthisiques ; le plus souvent elle ne dépasse pas la base de la poitrine, et quelquefois elle s'arrête à un plan horizontal passant par les épines iliaques supérieures. Pendant ces demi-bains, on n'a pas à redouter de refroidissement ; la température du cabinet est maintenue suffisante par l'écoulement constant de l'eau minérale, et la transpiration est générale. A la sortie du demi-bain, la peau qui a été en contact avec l'eau minérale est fortement rougie, et la ligne de démarcation est nettement marquée. Du reste, la partie qui n'a pas été immergée participe, quoique à un degré moindre, à l'excitation générale, et sa coloration rosée devient plus sensible à mesure que le malade a pris un plus grand nombre de bains. »

Il serait imprudent de soumettre tous les phthisiques à cette médication énergique : un état de fièvre continue et une excitabilité nerveuse très-grande la contre-indiquent d'une façon absolue, de même qu'une maladie

1. Michel Bertrand, *Recherches sur les eaux du Mont-Dore.*

organique du cœur ou des gros vaisseaux et la prédisposition aux congestions cérébrales. Il est au contraire des conditions qui indiquent et réclament son emploi : une constitution un peu molle, la conservation de l'embonpoint, l'absence de fièvre et le degré peu avancé de la maladie. Les malades chez lesquels on peut espérer l'apparition de manifestations cutanées ou articulaires éprouvent presque toujours une amélioration marquée, coïncidant quelquefois avec la production de phénomènes critiques.

Il est inutile d'ajouter que chez un malade n'ayant pas dépassé le premier degré, les résultats obtenus seront plus manifestes que chez un autre qui aura des cavernes; toutefois il faut établir une distinction basée sur l'état général et l'étendue des lésions pulmonaires; une caverne est souvent moins grave qu'une infiltration tuberculeuse, occupant un poumon tout entier ou une grande partie des deux poumons.

L'excitation produite par le bain se continue pendant plusieurs heures; la sudation doit être modérée dans la crainte de provoquer un affaiblissement marqué, et il suffit pour cela que le malade ne soit pas trop couvert dans le lit où il est transporté à la sortie du bain. Quelquefois, malgré cette précaution, les sueurs sont extrêmement abondantes; il faut alors ne donner le grand bain que de jour à autre, ou même tous les trois jours. Le pouls reste ample et un peu accéléré pendant une partie de la journée, et les fonctions de la peau sont exagérées; aussi le malade devra-t-il éviter avec grand soin les refroidissements et ne se livrer qu'à un exercice très-modéré.

Chez quelques malades le grand bain ne produit qu'une congestion passagère à la peau; celle-ci reste pâle, devient sèche peu de temps après le bain et conserve son aridité jusqu'à ce que la fièvre hectique provoque ces sueurs profuses qui usent les forces du phthisique; le pouls devient fréquent mais reste serré et ne prend pas d'ampleur. Dans les cas semblables, il y a peu à espérer de l'emploi des eaux et la terminaison fatale n'est pas éloignée.

A la sortie du bain, la malade éprouve un sentiment de lassitude et s'endort volontiers; le sommeil est un peu agité les premiers jours seulement et bien souvent c'est le meilleur de la nuit.

Malgré les déperditions sudorifiques, la force musculaire n'est pas diminuée pendant la journée, et après quelques bains, des personnes qui pouvaient à peine faire quelques pas peuvent se promener et passent, au grand air, une grande partie de la journée. Après douze ou quinze bains il se produit de la courbature, l'accélération du pouls tend à augmenter; il faut faire cesser la médication.

Les effets obtenus par l'immersion dans le grand bain ne sont autres que ceux produits par l'ingestion de l'eau minérale, mais considérablement augmentés : stimulation de la circulation générale et, par conséquent, des phénomènes nutritifs, décongestion du poumon et exagération de la circulation capillaire périphérique.

On observe souvent, surtout après les demi-bains, la production d'hémorrhoïdes sèches ou fluentes ; les règles sont avancées, et il faut supprimer le grand bain quelques jours avant l'époque cataméniale, de peur de provoquer une congestion trop vive des organes génitaux internes.

On obtient des effets analogues avec les bains tempérés, mais avec ceux-là l'excitation est moins vive et l'action périphérique moins appréciable. Ils sont néanmoins d'une grande utilité chez les malades qu'une irritabilité très-grande ou une faiblesse considérable empêche de soumettre au grand bain ; ils détergent la peau et la débarrassent de ces enduits terreux si communs chez les phthisiques. Nous les conseillons souvent en demi-bains, et ce n'est qu'après quinze ou vingt minutes que l'immersion devient complète pendant cinq ou dix minutes ; en procédant ainsi, les parties inférieures du corps sont congestionnées avant que la poitrine ne soit baignée, et on évite cette difficulté de respirer qu'éprouvent tous les phthisiques qui entrent dans l'eau. Si l'action périphérique est insuffisante, il est facile de l'exalter par quelques bains du pavillon ; c'est du reste comme servant de préparation à ces derniers que nous apprécions les bains tempérés. « Mais je ne doute pas que les eaux du Mont-Dore ne tombassent en désuétude, si jamais ces bains étaient mis en première ligne des secours que l'on y trouve, si l'usage venait à les faire prévaloir sur les grands bains. L'aspect sévère de ceux-ci, la circonspection dans leur emploi et la surveillance très-active qu'ils exigent prêtent grandement la main à la préférence qui serait départie aux premiers. Avec ceux-ci tout irait doucement et sans encombre; mais ce qui irait doucement aussi ce sont les guérisons[1]. »

Les pédiluves sont pris dans les mêmes cuves que les grands bains et produisent les mêmes effets qu'eux, mais à un degré moindre, en raison de la moins grande surface immergée. Ce sont de véritables bains de jambes. Il est bien rare que, sous leur influence, on ne voie pas disparaître cette tendance au refroidissement des extrémités, que l'on observe chez tous les phthisiques. Souvent aussi ils produisent des manifestations dartreuses ou rhumatismales. Il est nécessaire qu'après le bain de jambes, le malade marche pendant une heure, afin de prolonger la dérivation aux parties inférieures, et pour ne pas être exposé à voir cesser brusquement la transpiration qui ne manque jamais d'être générale. Pour certains phthisiques, les bains de pieds avec l'eau en boisson, constituent tout le traitement minéral.

*Douches.* — La douche est dérivatrice ou résolutive; dans le premier cas, elle est dirigée sur les membres inférieurs et y détermine une fluxion sanguine. La température des douches au Mont-Dore est de 40°, et la percussion vient ajouter son effet à celui de la thermalité et de l'action stimulante de l'eau minérale; elles rougissent fortement la peau et peuvent même produire

1. Michel Bertrand, *Recherches sur les eaux du Mont-Dore.*

de petites ecchymoses. Rarement on dirige la douche directement sur la poitrine des phthisiques, à cause de sa puissance d'excitation; administrée tout le long du rachis, elle stimule les nerfs vaso-moteurs. Lorsque la lésion pulmonaire est dans une période d'arrêt, et qu'il n'y a pas à redouter de phénomènes de congestion, la douche générale promenée sur tout le tégument externe nous a donné d'excellents résultats. En dehors des cas de phthisie, nous avons prescrit bien souvent l'usage de la douche générale pour des enfants chétifs, à tissus mous, ou à des adultes profondément anémiques, et toujours nous avons observé chez ces malades une transformation étonnante par la rapidité avec laquelle elle se produit.

Nous venons de passer en revue les divers moyens dont dispose la thérapeutique hydro-minérale du Mont-Dore; il est un grand nombre de manières de combiner ces divers moyens, suivant le but que l'on cherche à atteindre. Il est impossible de formuler les règles du traitement suivant le degré de la maladie, à cause des différences extrêmes qui existent entre les phthisiques; cependant on peut dire que d'une façon générale l'eau en boisson, les pédiluves et même les salles d'aspiration seront la base du traitement de tous les phthisiques; les bains tempérés, les douches et les grands bains seront d'autant mieux indiqués que le malade sera moins sujet à avoir de la fièvre.

Après avoir exposé les phénomènes généraux que provoque dans l'organisme l'emploi de l'eau du Mont-

Dore sous ses différents modes d'administration, nous allons, dans un résumé rapide, examiner les modifications qu'apporte la cure thermale dans les principaux symptômes de la phthisie.

*Fièvre.* — Les premiers jours de traitement provoquent généralement un léger mouvement fébrile chez les phthisiques qui ne sont pas dans une période d'arrêt de la maladie; mais cet accès a lieu presque toujours dans l'après-midi; il est plus appréciable pour le médecin que pour le malade, et le pédiluve qui se prend à trois heures et demie en amène la défervescence. La fièvre hectique se modifie seulement après plusieurs jours de traitement : les sueurs qui terminent l'accès sont moins abondantes, et dans l'intervalle des accès la peau est moins sèche, le pouls moins serré et moins vif; enfin le sommeil devient calme et réparateur. La coloration des pommettes diminue, tandis que les extrémités, les pieds, les mains et les oreilles se colorent davantage. Lorsque la fièvre est continue et sans rémission franchement appréciable, nous ne conseillons pas l'usage de l'eau minérale.

*Troubles digestifs.* — Nous l'avons déjà dit, l'appétit est augmenté par l'eau du Mont-Dore, et lorsqu'elle est bien supportée elle produit de la constipation. Il n'est cependant pas très-rare d'observer de la diarrhée chez les phthisiques ; le plus souvent elle est due à l'excitation de l'intestin par une quantité d'aliments plus grande que celle habituelle, et cède facilement à un changement de régime; d'autres fois elle tient à un refroidissement qui a ralenti les fonctions de la peau et ne présente aucune gravité.

La diarrhée revêt quelquefois un caractère d'une gravité extrême; alors elle est sous la dépendance d'une éruption tuberculeuse dans l'intestin. Michel Bertrand a insisté sur les caractères de cette diarrhée et sur le danger d'administrer l'eau du Mont-Dore dans des cas pareils. Elle coïncide toujours avec une amélioration énorme, incompatible avec l'étendue des lésions de la poitrine; la peau est sèche et reste insensible à l'action de l'eau minérale, le pouls monte à cent trente et même cent cinquante pulsations. Cet accident n'arrive d'ailleurs que chez les malades qui sont au dernier degré de a consomption, et exige absolument la cessation de tout traitement hydro-minéral.

Les vomissements alimentaires, si fréquents dans la phthisie, cessent complétement vers le huitième jour du traitement; s'ils persistent pendant toute la durée de la cure, c'est un signe fâcheux, et il est probable que l'affection est au-dessus de toutes les ressources thérapeutiques.

*Toux et expectoration.* — Chez les phthisiques n'ayant pas dépassé le premier degré, la toux est sèche et stérile; pendant l'excitation thermale, la sécrétion bronchique est un peu augmentée, et il se produit une expectoration mucoso-salivaire peu abondante. La toux perd son caractère spasmodique et ne tarde pas à diminuer, pour disparaître quelquefois complétement après une première cure.

Lorsque les tubercules sont ramollis, ou qu'il existe déjà des cavernes, l'expectoration est d'abord augmentée, puis elle diminue sensiblement, devient plus muqueuse et beaucoup plus facile. La toux, plus expulsive, est moins fatigante et se répète moins souvent.

Si la cure est prolongée outre mesure, l'expectoration et la toux augmentent de nouveau; mais comme cet accident est toujours précédé par de l'excitation nerveuse, de l'insomnie et de la fièvre, le médecin ne devra pas attendre, pour interrompre le traitement, que ces divers troubles se produisent.

*Signes stéthoscopiques.* — Lorsque les seuls bruits morbides consistent dans une exagération du bruit expiratoire, du retentissement de la voix correspondant à de la submatité, les changements sont insensibles, c'est simplement une dégradation progressive de tous ces signes. Si l'induration est plus manifeste, et qu'elle rende la respiration soufflante avec expiration très-longue, le commencement de l'amendement coïncide avec l'apparition du râle crépitant. Nous avons observé quelquefois ce râle de retour; mais il n'apparaît le plus souvent qu'à la fin de la cure. Dans les cas nombreux où il n'est pas perçu pendant le séjour au Mont-Dore, et où néanmoins il se produit une amélioration considérable que nous constatons, l'année suivante il serait intéressant de savoir si le râle crépitant a existé à un moment donné.

Ce râle est moins fin que celui de la pneumonie fibrineuse franche, et surtout il n'éclate pas sous l'oreille en bouffées aussi bruyantes et aussi abondantes.

Si le malade est arrivé au deuxième degré caractérisé par les craquements, les râles sous-crépitants et muqueux, on constate une diminution de l'étendue de ces râles et de plus une tendance qu'ils ont à prendre la forme sèche, et à la fin de la cure on n'entend plus que du râle sous-crépitant sec. L'apparition de ce signe heureux est quelquefois assez rapide; je l'ai observé une fois le septième jour; mais le plus souvent il faut attendre pour qu'il se produise que le malade ait dix ou douze jours de traitement. Un des caractères de ce râle, c'est de n'être perçu qu'à l'inspiration, tandis que l'expiration est simplement trop longue et trop bruyante. Cette transformation s'opère toujours de la périphérie au centre de l'engorgement, ou plus exactement de bas en haut.

Chez les phthisiques au troisième degré, on observe souvent les modifications que nous venons d'indiquer dans le tissu péri-caverneux, qui est toujours le siége d'une certaine induration phlegmasique ou tuberculeuse, suivant que la poussée est ancienne ou récente. Quant aux signes fournis par les cavernes, le seul changement que l'on constate tient à ce que la sécrétion purulente étant moindre, les bruits de gargouillement sont moins intenses.

Il est bien rare que, pendant la cure thermale, les phthisiques n'éprouvent pas une amélioration notable de l'état général, et qu'il ne se produise pas un changement heureux dans les lésions pulmonaires; mais ce serait une erreur de croire qu'à son départ le malade a gagné tout ce qu'il doit attendre des eaux minérales. Plusieurs mois après le départ du Mont-Dore, l'amélioration est bien plus apparente, et bien souvent des phthisiques qui semblaient n'avoir retiré que peu de bénéfice d'une première cure reviennent l'année suivante dans un état de santé qui ne laisse pas que d'étonner le médecin, quoiqu'il soit habitué à ce genre de surprise. Les eaux impriment une meilleure direction aux fluides de l'économie et modifient heureusement les phénomènes de nutrition; mais il faut du temps pour obtenir la réparation de lésions qui ont été généralement lentes à se produire, et ce n'est pas dans vingt jours que l'on peut espérer obtenir de l'organisme un pareil travail.

*Hémoptysie.* — Le traitement du Mont-Dore, loin de provoquer l'hémoptysie, empêche cet accident de se produire chez les malades qui y sont éminemment prédisposés; nous avons déjà eu occasion de le dire à propos des salles d'aspiration. Certaines hémoptysies sont en dehors de la portée des eaux minérales, celles, par exemple, qui tiennent à l'érosion d'une grosse artère du poumon, mais cet accident est très-rare, et dans la généralité des cas les eaux du Mont-Dore arrêtent les crachements de sang.

Depuis quelques années, on a beaucoup insisté sur le peu de gravité des crachements de sang, et on est allé jusqu'à dire que dans certains cas c'était un phénomène heureux; encore un peu, et M. Pidoux ferait de la propriété de favoriser les hémoptysies un des plus beaux titres des Eaux-Bonnes : « Les médecins qui ont cru exonérer les Eaux-Bonnes d'un reproche funeste en niant ces hémoptysies, au lieu de les prendre pour ce qu'elles sont, ont nui à la réputation de ces eaux plus qu'ils ne l'ont servie [1]. » Malgré la distinction que l'illustre médecin établit entre les hémoptysies ordinaires de la phthisie et celles qui sont provoquées par l'usage des eaux sulfureuses, nous avouons ne pas saisir nettement la différence qui existe entre les deux processus morbides.

Les Eaux-Bonnes font cracher le sang; on trouve cet aveu même dans les écrits des médecins qui cherchent à rejeter en partie la cause de cet accident sur les fatigues du voyage, les imprudences des malades ou l'altitude de la station; et nous trouvons dans la *Clinique de l'Hôtel-Dieu* de M. N. Guéneau de Mussy : « J'ai observé deux ou trois fois des hémoptysies pour ainsi dire épidémiques : c'était chaque fois après de violents orages et de brusques variations barométriques. » Au Mont-Dore, l'altitude est plus considérable, le voyage pour y arriver est assez pénible, et cependant jamais on n'y a observé ces épidémies d'hémoptysie.

Pour être logique, il faut admettre comme démontré l'axiome *Similia similibus curantur*, ou interdire d'une façon absolue l'usage des Eaux-Bonnes aux phthisiques susceptibles d'avoir des hémoptysies. Du reste, dans

1. Pidoux, *Étude sur la phthisie*.

les cas de ce genre, la pratique médicale des Eaux-Bonnes se rapproche également de la pratique homœopatique, par la dosimétrie du médicament.

A coup sûr une hémoptysie est généralement beaucoup moins grave qu'un accès de pneumonie tuberculisante, mais dans les deux cas le processus morbide est identique, à la terminaison près, et sur ce point nous acceptons la doctrine de M. Pidoux; on ne voit pas dès lors pourquoi la cause habituelle de l'un de ces accidents ne pourra pas produire l'autre à son tour.

La congestion est l'élément du tubercule, et tout médicament qui provoque la congestion du poumon doit être considéré comme dangereux dans la phthisie, à moins que le sujet ne soit dans des conditions telles, qu'on n'ait pas à redouter chez lui d'accidents de cette nature, et qu'il s'agisse simplement de modifier un ulcère atonique.

L'hémoptysie nous a amené à parler des Eaux-Bonnes; nous ne quitterons pas ce sujet sans citer l'appréciation des médecins de cette station sur le Mont-Dore. Nous extrayons d'une publication toute récente le passage suivant, qui est la paraphrase de ce qu'a écrit M. Pidoux :

« Si je compare l'action profonde des Eaux-Bonnes, lente souvent à dire son dernier mot, avec ce que vient de nous faire connaître le docteur Richelot des eaux du Mont-Dore, je vois du parallèle établi par son auteur avec tant de soin et de véritable esprit d'analyse entre la médication montdorienne et la médication arsénicale, dont celle-ci reproduit pas à pas tous les traits, il ressort, ce qui les caractérise nettement l'une et l'autre, une rapidité d'action, conséquence de sa superficialité, mais entachée d'une sorte de fugacité, qui distingue essentiellement les effets de la cure du Mont-Dore des résultats bien différents du traitement par l'Eaux-Bonnes. Sans nul doute, les eaux du Mont-Dore justifient leurs revendications par la promptitude des phénomènes de réparation auxquels vient en aide un appareil assez compliqué de bains et d'inhalations à haute température; mais ces effets sont éphémères ou de courte durée, ce qui les différencie du tout au tout des afférences de l'Eaux-Bonnes, auxquelles leur longue portée, leur continuité et leur intensité d'action donnent le droit de prétendre à modifier des dégénérescences plus profondes où l'organisme est compromis de longue date. On pourrait presque dire des premières ce que l'on dit de certains traitements anti-herpétiques; qu'ils blanchissent, dénués qu'ils sont de la vertu reconstituante énergique que l'Eaux-Bonnes doit, selon toute probabilité, à sa minéralisation mystérieuse; car pour se produire dans toute son étendue, elle n'a pas besoin de recourir à la médication laborieuse du Mont-Dore, qui, elle cependant, n'en est pas affermie [1]. »

Les eaux du Mont-Dore modifient heureusement les lésions pulmonaires de la phthisie, le fait est hors de conteste; mais, parce qu'elles agissent rapidement, en

1. Raoul Le Roy, *Guérit-on la phthisie?* G. Masson. 1875.

conclure que cette action est superficielle et fugace, il faut avouer que la déduction n'est guère rigoureuse. S'il en était ainsi, il faudrait bannir de la matière médicale toutes les substances à effets immédiats, la quinine la première, et n'employer que des médicaments à action lente et tellement mystérieuse qu'il fut impossible de savoir s'il faut leur attribuer une part dans la cure de la maladie.

Depuis que le docteur Pierre Bertrand, un de mes premiers maîtres, a découvert la présence de l'arsenic dans l'eau du Mont-Dore, on a attribué à ce métalloïde une grande partie des effets thérapeutiques de l'eau minérale. Il est certain qu'il existe entre la médication arsenicale et la médication mont-dorienne une analogie frappante dans les effets qu'on obtient à l'aide de ces médications sur les phthisiques, et on pourrait appliquer aux eaux du Mont-Dore le plus grand nombre des conclusions formulées par le docteur Moutard-Martin dans un travail communiqué à l'Académie de médecine, et ayant pour titre : *De la valeur de l'arsenic dans le traitement de la phthisie* [1]; mais nous ne saurions suivre complétement notre excellent confrère et ami, le docteur Richelot [2], lorsqu'il veut établir la presque identité de ces deux médications.

Nous ne pouvons pas admettre l'action hyposthénisante de l'eau minérale sur l'organe central de la cir-

1. 7 janvier 1868.
2. *Union médicale*, 1872.

culation : nous avons constamment trouvé chez nos malades, surtout au début de la cure, un peu d'excitation du cœur, et, si elle n'est pas plus apparente, c'est qu'elle est en grande partie masquée par l'exagération de la circulation capillaire périphérique. Du reste, cette action hyposthénisante est en contradiction avec un fait qui n'est que trop démontré, le danger de l'eau du Mont-Dore chez les malades prédisposés aux congestions et ramollissement du cerveau. Dans les cas d'altération organique du cœur, si les eaux peuvent produire de l'asystolie, c'est indirectement, après avoir excité le cœur et produit dans cet organe de la fatigue musculaire.

Pour être durables, les effets obtenus par la médication arsenicale exigent que cette médication soit continuée pendant un temps assez long, et les malades ont pour elle une tolérance sinon indéfinie, au moins très-étendue. Au Mont-Dore, les effets de la médication sont presque immédiats aussi; mais leur portée est très-longue et rarement la tolérance dépasse le vingtième jour. En dehors de la phthisie, nous avons constaté bien des fois l'action reconstitutive des eaux du Mont-Dore pour certaines anémies réfractaires à l'emploi des moyens pharmaceutiques, et l'effet d'une ou deux cures thernales se fait sentir encore après deux ou trois années. Il nous serait facile de citer plusieurs observations d'anémie contractée en Algérie, guérie au Mont-Dore et ne reparaissant pas sous l'influence du même climat chaud.

Les eaux du Mont-Dore ne sont pas anti-tuberculeuses, car le spécifique du tubercule ne saurait exister; mais elles placent le phthisique dans des conditions opposées à celles qui favorisent l'éclosion de la maladie et accélèrent sa marche; elles en amendent les symptômes, activent la résolution des produits inflammatoires et produisent un *remontement* général de l'économie.

---

L'eau en boisson tient la première place comme importance dans le traitement de la phthisie pulmonaire, elle exerce sur la nutrition une action dynamique qu'on ne saurait nier, mais qu'il est impossible d'expliquer; de plus elle influence la circulation pulmonaire et une partie de ses éléments constitutifs sont éliminés par la muqueuse bronchique. L'aspiration des vapeurs minérales porte le principe médicamenteux sur les surfaces malades, et agit topiquement; pour nous elle se place immédiatement après la boisson. Les autres pratiques thermales n'ont-elles qu'une importance secondaire? Tel n'est pas notre avis, le traitement, tel qu'il a été institué depuis que l'établissement a été reconstruit sur les ruines des thermes romains, a donné des résultats sanctionnés par le temps et il serait téméraire de vouloir modifier ce qui a été reconnu bon; du reste ces pratiques sont toutes rationnelles et ont pour résultat, comme nous l'avons déjà dit, d'augmenter l'action de l'eau minérale en boisson.

On ne peut plus le nier aujourd'hui, un des moyens les plus énergiques de combattre certaines maladies chroniques est l'hydrothérapie froide, et il n'est pas de médicament analeptique dont la puissance puisse lui être comparée. Cette médication constitue un des meilleurs préventifs contre la maladie de poitrine pour les sujets qui y sont prédisposés; Jaccoud la préconise, et H. Bennet, dans son excellent ouvrage, la cite comme un des adjuvants les plus utiles dans le traitement de la phthisie. Les effets obtenus par le traitement externe du Mont-Dore ont la plus grande analogie avec ceux de l'hydrothérapie froide, avec cette différence, toutefois, qu'il ne demande pas à l'économie la dépense d'une réaction qu'elle ne serait pas toujours dans la possibilité de fournir, et qu'il lui évite les dangers de la période de concentration. Les bains du Mont-Dore ont de plus l'avantage de n'agir pas seulement sur la peau, mais sur l'épaisseur des tissus, et leurs effets se font sentir après la cure plus longtemps que ceux de l'hydrothérapie. Dans les deux cas le résultat est le même : régularisation de la circulation par l'excitation des capillaires, congestion de la peau au bénéfice des organes internes.

Nous attachons une très-grande importance à ce que la peau fonctionne bien et soit tonifiée; lorsque les eaux produisent cet effet, on peut compter sur une amélioration considérable. Dans ces conditions les malades sont à l'abri des bronchites, et qui ne sait que pour un tuberculeux un rhume est un danger sérieux.

La rétrocession et la métastase des principes morbides est une idée bien vieille et qui n'est plus de mode; elle ne répond pas aux tendances généralisatrices et diathésiques de notre époque, et il y a trop peu de temps que j'ai quitté les hôpitaux, pour n'avoir pas gardé un peu de mes préventions contre cette doctrine; cependant les faits qui survivent aux théories parlent de répercussion, on est obligé d'en convenir. Au Mont-Dore on observe souvent des manifestations cutanées ou articulaires, et c'est au traitement balnéaire que l'on doit le plus souvent l'apparition de ces phénomènes critiques, si utiles aux malades.

En raison de son altitude considérable, et du voisinage de montagnes atteignant près de deux mille mètres, le Mont-Dore est un pays très-froid pendant l'hiver et si pendant l'été la température du jour est élevée, les nuits y sont toujours fraîches. Lorsque le temps est à la pluie, la température s'abaisse sensiblement, et il n'est pas rare qu'on soit obligé de faire du feu, même pendant l'été, aussi les malades doivent-ils se munir de vêtements chauds. Ces conditions sont-elles une contre-indication au séjour des phthisiqnes dans nos montagnes? Tout le monde sait que dans cette maladie les fortes chaleurs de l'été sont aussi à redouter que le froid excessif de l'hiver; les nuits fraîches du Mont-Dore sont un excellent sédatif du système nerveux, le sommeil y est plus calme et plus réparateur que dans les plaines. Du reste, si on observe parfois une dépression thermométrique considérable, c'est un phénomène qui est commun à tous les pays montagneux et qui n'est jamais de longue durée. Le plus ordinairement les journées sont belles et le malade peut rester dehors durant tout l'intervalle qui sépare le déjeuner du dîner.

Le traitement se fait pendant la matinée, et tout a été prévu pour soustraire le malade aux vicissitudes atmosphériques : le malade pris dans sa chambre est transporté en chaise à porteurs aux différentes pratiques thermales, et rentre chez lui sans avoir respiré un instant l'air extérieur. L'établissement des bains est chauffé par les conduits de dégagement et, dans l'établissement des vapeurs, tous les endroits où doit séjourner le malade, sont chauffés au moyen de tuyaux où circule la vapeur.

Le phthisique ne doit jamais sortir le soir, après le coucher du soleil; il se produit toujours à ce moment un abaissement de température qui pourrait être dangereux. Du reste ce n'est pas au Mont-Dore seulement que le poitrinaire doit s'entourer de précautions et étudier les influences nocives auxquelles il doit se soustraire; il combat pour la vie suivant l'expression heureuse de H. Bennet, et ce combat est de tous les instants.

Une des conditions de la guérison de la phthisie pulmonaire, c'est un malade intelligent, connaissant la gravité de sa maladie et disposé à faire les sacrifices que demande sa santé. Ceux qui viennent au Mont-Dore doivent être bien décidés à supporter tous les petits ennuis inhérents au pays lui-même et aux exigences du traitement, ce n'est qu'à cette condition qu'ils tireront bénéfice de leur cure.

Un des effets remarquables des eaux du Mont-Dore est de produire une amélioration immédiate tellement marquée, que le malade se croit à peu près guéri, et il trouve exagérées les appréhensions du médecin. Que de fois nous avons vu arriver des jeunes femmes pouvant à peine faire quelques pas dans leur chambre, et qui, après dix ou douze jours de traitement, malgré les défenses les plus absolues, faisaient de longues courses à cheval ; le moindre inconvénient de ces promenades est la fatigue toujours assez grande qui en résulte, mais le plus fréquent est un refroidissement qui peut avoir des conséquences fort graves.

Après la cure thermale, le phthisique doit s'abstenir, autant que possible, de toute médication pharmaceutique pendant un certain temps, afin de ne pas contrarier les effets tardifs du traitement minéral ; le traitement doit être simplement hygiénique.

Depuis quelques années, on a vanté, comme préventif de la phthisie pulmonaire, pour les sujets prédisposés à cette maladie, le séjour pendant l'été et pendant l'hiver dans des régions élevées dont la température moyenne est de 15 degrés pendant l'hiver. Cette pratique a donné des résultats heureux, même dans les cas de phthisie confirmée ; néanmoins, en attendant que l'expérience ait prononcé d'une manière plus positive, nous engageons nos malades à émigrer du nord vers le midi, et nous n'oserions pas conseiller à un phthisique, qui a eu des hémoptysies et qui tousse continuellement, de passer l'hiver dans l'Engadine.

Parmi les nombreuses stations d'hiver, il en est peu qui présentent un ensemble de conditions climatériques aussi heureuses qu'Alger; aussi le nombre des malades qui fréquentent cette station devient-il chaque année plus considérable. Depuis quatre ans je passe l'hiver à Alger, et j'ai pu apprécier la douceur de son climat, qui me paraît indiqué surtout dans les cas de phthisie éréthique. Comme pendant mon séjour en Algérie je ne fais pas de clientèle, il m'est impossible de formuler une appréciation personnelle sur les effets thérapeutiques de la station, et je laisse la parole à mon ami le docteur Sezari, qui a bien voulu me communiquer le résultat de ses observations.

« Deux principes dominent le traitement de la phthisie :

« 1° Les processus phthisiogènes sont des processus de débilitation;

« 2° Toute irritation est nuisible.

« La thérapeutique de la phthisie tout entière est renfermée dans ces deux axiomes. Malheureusement ils sont quelquefois dans la pratique difficiles à concilier. Ainsi supposons, par exemple, un phthisique des pays du nord de l'Europe pendant la saison d'hiver : comme il doit fuir toute cause d'irritation pour ses bronches, il est condamné à passer la plus grande partie de ses journées au coin de son feu. Mais alors l'exercice, l'air du dehors, la lumière solaire lui manquant à peu près complétement, il entrera dans une phase de décadence physique qui aboutira fatalement à l'aggravation de son mal.

« Aussi entre-t-il de plus en plus dans les mœurs des phthisiques et des valétudinaires en général de passer leur hiver dans les climats à température assez élevée pour leur permettre le mouvement en plein air.

« Parmi ces climats, Alger prend tous les jours une place plus importante.

« Située sur la rive méridionale de cette belle Méditerranée aux flots bleus, dont les rivages présentent les stations d'hiver les plus en renom actuellement, elle doit à sa situation sur le continent africain une grande supériorité sur ses rivales de France, d'Espagne et d'Italie. Les auteurs anglais qui se sont le plus occupés de cette question, dans l'intérêt de leurs compatriotes décimés par la phthisie, sont arrivés à placer au premier rang toutes les villes des bords de la Méditerranée. Jugeant la question en gros et comparant les stations de l'univers entier, ils ont donné la supériorité au groupe méditerranéen, comprenant dans ce groupe tous les ports de la Méditerranée dont la température hivernale est la même, à quelques degrés près.

« Or il y a un grand fait, fait capital, que ces auteurs ont complétement ignoré, mais qui est de connaissance banale pour les malades qui ont vécu sur les bords méditerranéens et qui permet de classer les stations de la Méditerranée en deux grands groupes de valeur bien inégale : c'est la prédominance pendant l'hiver des vents du nord qui, descendant des chaînes de montagnes de l'Europe, enveloppent de leur souffle glacé le sud de ce continent. Vents secs et froids qui, balayant tout devant eux, font de la Provence en particulier une contrée si inhospitalière à tous les êtres délicats, animaux et végétaux. Sans eux, les hivers du midi de la France seraient les plus beaux du monde, mais malheureusement leur souffle donne la mort, et il faut à toutes ces villes de France et d'Italie le charme des souvenirs du passé, l'attrait des fêtes et des plaisirs et la facilité des communications pour y retenir les malades oublieux de leurs intérêts les plus précieux.

« Les rivages méridionaux de la Méditerranée sont rarement atteints par les vents dont nous venons de parler. Ils sont placés à une distance assez grande du premier pour que les vents s'éteignent avant de les atteindre. Aussi est-il d'observation vulgaire à bord des paquebots qui font le service de Marseille à Alger que, partant de cette dernière ville par un beau temps, ils sont presque toujours accueillis par le vent en approchant des côtes de Provence.

« Si parfois leur impétuosité les fait arriver jusqu'en Afrique, ils ont perdu en traversant cette large mer, vaste réservoir de calorique, et leur sécheresse et surtout leur basse température.

« Comment se fait-il donc que tous les médecins n'envoient pas leurs malades à Alger et les laissent exposés aux vicissitudes atmosphériques qui les menacent sur le continent européen ?

« Nous l'avons dit tout à l'heure, c'est le charme des souvenirs du passé, l'attrait des plaisirs et des fêtes qui attirent les malades dans toutes les stations de la Provence et de l'Italie, mais c'est surtout la facilité des communications mise en regard de la traversée de la mer.

« La traversée de la mer de Marseille à Alger, dont un auteur en vogue, J.-H. Bennet, fait un tableau si effrayant, que nous nous demandons s'il n'a pas été tracé théoriquement par un homme d'imagination vive et facile à émouvoir, chose étonnante chez un Anglais.

« Bennet, consulté par un Américain qui lui annonce le 16 mars qu'il va partir pour Alger, lui prédit qu'il courra sur mer les plus grands dangers, sans compter celui du renouvellement de l'hémoptysie. Pour nous, si nous avions eu un conseil à donner à un pareil malade ç'aurait été celui de rester en France, parce que la fin de mars est trop voisine du commencement de l'été, et qu'à ce moment-là, ce sont les malades algériens qui doivent penser à préparer leur retour en France. Quant aux nombreux dangers courus sur mer, ils sont si peu de chose, que tous les ans en hiver la Méditerranée se couvre de yachts anglais, petits bateaux de plaisance à voiles qui transportent leurs propriétaires et leur famille d'un port à l'autre, pour le plus grand plaisir des gentlemen barbus et des blondes miss dont foisonne la moderne Angleterre. Que sera-ce donc quand les voyageurs seront à bord de paquebots à forte machine qui, partant et arrivant à heure fixe en toute saison et en tout temps, font le voyage invariablement en un jour et demi trois ou quatre fois par semaine.

« Quant à la production des hémoptysies par la traversée, Bennet la signale tout simplement parce qu'elle s'est manifestée chez un malade qu'il en avait menacé, ce qui prouve la justesse de son pronostic; mais qu'il nous permette de lui opposer, sous la garantie de milliers d'observateurs malades ou médecins, le fait suivant si fréquent qu'on peut l'ériger en loi : *c'est que rien n'est plus rare que la production d'hémoptysies en mer, même chez les gens qui y sont le plus prédisposés.* Il est probable que l'état nauséeux agit sur les malades absolument comme lorsqu'il est provoqué par l'ipéca.

« Cela veut-il dire que nous regardions cet état nauséeux comme indispensable au voyageur? Loin de là, et, pour le malade qui le redoute, nous n'hésiterons pas à lui conseiller l'usage du médicament qui, depuis l'expérience de Giraldès de Paris faite sur lui-même, est appelé à devenir le spécifique du mal de mer : nous avons nommé le chloral.

« Enfin, pour terminer cette notice, nous allons indiquer rapidement les époques d'arrivée et de départ pour les malades. Tous en général, et les Français en particulier, tiennent avant tout à rester le moins de temps possible éloignés de chez eux. C'est donc surtout sur la température de leur ville natale qu'ils doivent se régler pour le départ et l'arrivée. Suivant qu'ils seront du nord, du centre ou du midi de la France, ils devront quitter leurs foyers plus ou moins tôt, y rentrer plus ou moins tard. Ce sera en général du 1er au 30 octobre qu'ils devront partir, du 1er au 30 mai qu'ils devront rentrer chez eux. Le mieux sera de voyager à petites journées, en s'arrêtant parfois, afin de ménager les transitions, en se réglant sur les variations du thermomètre au fur et à mesure du changement de régions.

« Quant au séjour à Alger proprement dit, il est excellent du 1er novembre au 1er mai, en général, et c'est communément la durée du temps qu'y passent les malades tous les ans. »

## TROISIÈME PARTIE.

### OBSERVATION Ire.

Mlle X... a perdu une tante de phthisie pulmonaire, il y a deux ans, sa mère est morte de la même maladie au mois d'août 1871. Les fatigues et le chagrin causés par ce dernier événement ont profondément altéré la santé de cette jeune Algérienne qui tousse habituellement et a beaucoup maigri. Au mois de décembre, à la suite de palpitations très-violentes, Mlle X... eut une hémoptysie peu abondante, mais qui se continua pendant quatre jours. Cet accident impressionna vivement la malade et ne fit qu'augmenter la tristesse profonde qui avait succédé à son enjouement habituel. Les accidents aigus cédèrent à une médication énergique instituée par le docteur Baizeau, médecin principal de l'hôpital du Dey, et, sur le conseil de ce médecin distingué, la malade vint au Mont-Dore, où elle arriva le 22 juillet 1872.

Cette jeune fille, âgée de vingt ans, est très-impressionnable et très-intelligente, elle est petite de taille, cheveux châtain clair, peau décolorée, amaigrissement marqué, tempérament lymphatique et nerveux, la menstruation, qui s'est établie à l'âge de quatorze ans, n'a jamais présenté d'irrégularité. La toux est fréquente et stérile, pas d'appétit, digestions pénibles, sommeil agité. Le moindre exercice est fatigant et provoque des battements de cœur très-violents. Mlle X... n'a pas d'accès de fièvre réguliers, mais la cause la plus légère provoque un mouvement fébrile ; elle est très-préoccupée de son état qu'elle croit désespéré.

A l'examen de la poitrine, le côté gauche ne présente rien d'anormal ; à droite et au sommet, submatité et diminution de l'élasticité à la percussion, sous la clavicule et dans la fosse sus-épineuse. Expiration rude et très-prolongée, retentissement exagéré de la voix ; après les efforts de la toux, craquements secs dans la fosse sus-épineuse; c'est dans ce point que les bruits morbides atteignent leur maximum d'intensité.

Bruit de souffle carotidien très-intense.

Le traitement minéral fut commencé avec beaucoup de modération et produisit néanmoins une réaction assez vive : augmentation de la toux, agitation nocturne, petits accès de fièvre de peu de durée survenant à diverses reprises pendant la journée. Le quatrième jour, la malade était déjà familiarisée avec le traitement qui l'avait d'abord inquiétée, et tous les accidents disparurent. L'appétit augmente et les digestions sont régulières, le sommeil devient plus calme ; le neuvième jour, il n'y a plus de fièvre et la malade peut commencer à faire des promenades à pied sans ressentir de palpitations nerveuses, la peau est moins décolorée et les idées sont moins tristes. Le douzième jour les règles arrivent avec une avance de sept jours et nous forcent d'interrompre le traitement qui est ensuite repris pendant cinq jours, puis définitivement abandonné parce qu'il provoque un peu de lassitude.

La veille du départ, l'expiration est moins rude et moins prolongée, on n'entend plus de craquements dans la fosse sus-épineuse, la submatité persiste. La toux a presque disparu ; l'appétit et le sommeil sont excellents et chaque jour on peut constater un progrès dans l'accroissement des forces de la malade.

Au mois d'octobre suivant, j'auscultai Mlle X... et ne trouvai plus qu'un peu d'expiration prolongée dans la fosse sus-épineuse. La poitrine résonne également à droite et à gauche. Le souffle carotidien a disparu. La gaieté est revenue.

Depuis cette époque, la guérison s'est maintenue et m'a été confirmée par le docteur Baizeau (mars 1875).

Il serait sans doute téméraire d'affirmer que l'affection tuberculeuse ne se réveillera pas un jour chez cette jeune malade, mais jusqu'à présent tout fait présumer que la guérison est complète. La maladie était au début, les signes physiques très-limités, mais les antécédents héréditaires et l'état général ne laissaient aucun doute sur le diagnostic que le médecin traitant avait porté très-précis.

Chez Mlle X..., les signes de chloro-anémie ont disparu en même temps que la maladie de poitrine guérissait, conséquence de l'action reconstituante des eaux du Mont-Dore.

## OBSERVATION II.

Le 16 août 1873, mon ancien collègue, le docteur Michaud, chirurgien de l'hôpital de Saint-Étienne, m'adressa un malade dont la position semblait fort grave. Ce jeune homme âgé de dix-huit ans avait eu quelque temps auparavant une hémoptysie abondante, et il maigrissait rapidement; accablé d'une tristesse et d'un découragement profonds, il paraissait ne devoir offrir qu'une bien faible résistance aux progrès de la maladie. Toute la famille de M. D... l'avait accompagné au Mont-Dore, afin d'être près de lui en cas d'accident. Le père jouit d'une excellente santé, la mère est sujette à des coliques hépatiques.

Au premier aspect on est frappé de la pâleur presque cadavéreuse de M. D..., il est de taille moyenne, très-brun, maigre, les épaules voûtées, le pouls est fréquent et d'une faiblesse extrême; pas d'appétit, sommeil assez bon, faiblesse musculaire très-grande, dyspnée. La toux est quinteuse, très-pénible et provoque l'expulsion de petits crachats consistants. Mouvement de fièvre le soir, sueurs nocturnes.

Le côté gauche de la poitrine est normal; à droite, diminution de la sonorité et de l'élasticité de tout le sommet, plus marquée en arrière.

A l'auscultation, on entend dans tout le poumon droit des râles sibilants, sous la clavicule on perçoit des râles sous-crépitants très-fins avec expiration soufflante, dans une étendue de trois travers de doigt; ces mêmes bruits morbides sont entendus dans la fosse sus-épineuse et une partie de la fosse sous-épineuse, craquements secs après la toux, bronchophonie.

Le malade se soumit au traitement à contre-cœur, il craignait de voir augmenter sa faiblesse, et la salle d'aspiration lui faisait redouter une seconde hémoptysie; il n'y eut aucun accident, et les eaux agirent sur l'état général avec une rapidité remarquable. Après huit jours, M. D... put faire des promenades à pied et quelques jours plus tard des promenades à cheval. La gaieté revenait; il n'était plus besoin de presser le malade pour obtenir qu'il fît un peu d'exercice; il fallait au contraire s'opposer à ce qu'il se fatiguât. Le vingtième jour du traitement, les râles avaient disparu, il ne restait qu'un peu de submatité au côté droit et de l'expiration prolongée. La peau était légèrement colorée et la respiration facile.

M. D... passa l'hiver à Amélie-les-Bains. Entraîné par l'exemple des jeunes gens de son âge, il oublia vite qu'il était à cette station pour rétablir sa santé, et commit de nombreuses imprudences à la suite desquelles il recommença à tousser et à maigrir. Cette rechute fut sans gravité; sous l'influence d'une vie plus calme, tout rentra dans l'ordre.

Lorsque je revis le malade (26 juin 1874), il n'était

plus reconnaissable, tant il avait engraissé; la pâleur a fait place à une bonne coloration, la physionomie est vive et épanouie; M. D. se tient très-droit et marche sans fatigue comme sans oppression. Il existe très-peu de différence de sonorité entre les deux côtés de la poitrine; on entend sous la clavicule droite quelques râles sous-crépitants secs, avec de l'expiration prolongée mais douce. Dans la fosse sus-épineuse, il y a de l'expiration prolongée.

Après le traitement, j'examinai le malade avec le docteur Michaud, et nous ne trouvâmes plus aucun bruit morbide dans la poitrine.

J'ai appris en mars 1875 que M. D... fait en ce moment son volontariat d'un an dans un régiment de chasseurs à cheval, et « il ne s'est jamais aussi bien porté », m'écrit mon ami le docteur Michaud.

## OBSERVATION III.

M. D..., seize ans, stature élevée, cheveux châtain foncé, arrive au Mont-Dore le 13 août 1873, sur le conseil du docteur Bellêtre, d'Abbeville. Ce jeune homme a perdu son père, de phthisie pulmonaire, il y a quelques mois; il tousse peu, mais il a subi une dépression de tout l'organisme, telle qu'il a dû interrompre ses études et vivre depuis trois mois à la campagne. L'appétit est presque nul, l'amaigrissement marqué, et le moindre exercice produit une fatigue musculaire excessive.

Le côté gauche de la poitrine ne présente rien d'anormal; à droite, il existe une diminution de sonorité et d'élasticité de toute la partie supérieure de la poitrine, la matité est beaucoup plus manifeste en avant qu'en arrière. Sous la clavicule et dans la fosse sus-épineuse l'expiration est très-longue et soufflante; après une expiration profonde on perçoit quelques craquements secs dans la fosse sus-épineuse, il y a de la bronchophonie.

Les bons effets de la cure se firent sentir dès les premiers jours; la peau qui était pâle et atone se colora rapidement; les forces augmentèrent sous l'influence d'une alimentation devenue possible, grâce à l'excitation des voies digestives. Le sommeil, qui était troublé par des cauchemars, devint calme et le jeune malade put, dès le troisième jour de traitement, passer toute la journée au grand air sans en éprouver de fatigue. Le huitième jour, je constatais, à l'auscultation, la présence de quelques râles crépitants dans la fosse sus-épineuse.

Après vingt jours de traitement l'état est excellent, le malade ne tousse plus du tout, les forces sont revenues, et la gaieté qui avait disparu renaît. La matité semble avoir légèrement diminué d'étendue, et la tonalité du son est sensiblement moins élevée. Les râles crépitants sont beaucoup plus nombreux dans la fosse sus-épineuse, et l'expiration est moins rude sous la clavicule.

L'hiver se passa sans accident, quoique le malade

habite le département de la Somme, et, le 18 août 1874, je fus très-surpris du changement survenu chez M. D..., lorsqu'il vint faire une seconde cure au Mont-Dore. Ce jeune homme a pris de l'embonpoint, le teint est animé, les mouvements sont vifs et la physionomie épanouie.

La diminution de sonorité, à la percussion, du sommet droit a presque complètement disparu. Mais l'expiration est toujours un peu trop longue et trop bruyante. Le traitement minéral est très-bien supporté, comme l'année précédente, et ne provoque d'autre accident qu'un peu de névralgie sus-orbitaire le cinquième jour.

L'obligeance du docteur Bellêtre me permet de compléter cette observation ; il a ausculté le malade le 13 mars 1875, et voici ce qu'il a constaté : si l'on examinait le côté droit sans le comparer au côté opposé, il serait impossible de soupçonner que ce poumon ait été congestionné. Ce n'est que par la comparaison que l'on arrive à trouver une légère différence. La respiration est un peu moins douce et l'expiration un peu plus longue ; à la percussion, le son est le même des deux côtés. En somme, le jeune homme est dans des conditions telles qu'il a pu échapper à l'influence épidémique de grippe qui règne depuis plusieurs mois dans le pays qu'il habite.

Chez M. D..., la maladie a été soignée par les eaux du Mont-Dore dès le début, aussi les effets de la cure ont été prompts et durables, et je crois que l'on peut conclure avec mon distingué confrère que le résultat obtenu peut être considéré comme une guérison véritable.

## OBSERVATION IV.

Mme D..., vingt-huit ans. Brune, grande, mince, tempérament nerveux, a toussé pendant toute son enfance jusqu'à l'âge de quinze ans, époque à laquelle s'établit la menstruation. Sa mère est morte, à l'âge de trente-deux ans, de phthisie pulmonaire. Mme D... a trois enfants, jouissant tous d'une excellente santé. L'appétit est bon, mais l'estomac capricieux, constipation opiniâtre. Les règles, abondantes, reviennent toutes les trois semaines et sont suivies de pertes blanches qui fatiguent beaucoup la malade. Cette jeune femme est sujette à des migraines qui se répètent chaque semaine et l'obligent à garder le lit vingt-quatre et même quarante-huit heures. Toux sèche, quinteuse, amenant quelquefois un petit crachat muqueux strié de sang. La marche est pénible et provoque de l'oppression si elle dure plus d'un quart d'heure ou si elle devient ascensionnelle. Tous les soirs, à six heures, petit accès de fièvre avec frissons suivis de chaleur et de sueur modérée. Mme D... fait remonter sa maladie à quatre mois et l'attribue aux fatigues occasionnées par la maladie de ses enfants, qui avaient tous les trois la rougeole au même moment. Sur le conseil du docteur Gagnon, professeur à l'École de Clermont, Mme D... vint au Mont-Dore et y arriva le 12 juillet 1872.

La percussion révèle une diminution de la sonorité et de l'élasticité au sommet droit, surtout sous la clavicule. A gauche, sonorité normale; il n'existe de ce côté aucun bruit morbide à l'auscultation. A droite, dans une étendue de deux travers de doigt sous la clavicule et dans la fosse sus-épineuse, on entend à l'inspiration des râles sous-crépitants très-fins, le bruit expiratoire très-long et très-rude masque les râles. Sous l'influence de la toux, les râles deviennent beaucoup plus nombreux et sont mêlés de craquements humides. Bronchophonie très-marquée.

Le début du traitement minéral amena une réaction assez vive : fièvre, agitation nerveuse, trouble du sommeil, névralgie faciale, points douloureux dans les parois de la poitrine, augmentation de la toux. Ces phénomènes d'excitation durèrent trois jours, puis les eaux furent très-bien tolérées. Après une semaine de traitement, la fièvre avait complétement disparu, les digestions étaient bonnes, les forces permettaient des promenades à pied de deux heures. La constipation avait cessé. Bientôt la malade se sentit si bien remise que j'eus beaucoup de peine à l'empêcher de satisfaire son désir de faire de longues courses à cheval. Le dix-septième jour de la cure, la submatité persistait telle que je l'ai décrite, mais l'oreille percevait de véritables râles crépitants dans le sommet malade. Comme M^me^ D... était très-nerveuse et qu'elle commençait à ressentir de l'agitation et un peu de lassitude, je fis interrompre le traitement.

M^me^ D... est revenue au Mont-Dore en juillet 1873; l'hiver a été excellent; M^me^ D... a pu remplir ses devoirs de femme du monde et de maîtresse de maison sans fatigue; elle ne s'est pas enrhumée de tout l'hiver. C'est au printemps seulement qu'elle a recommencé à tousser un peu, mais il n'y a plus eu de crachement de sang.

La seconde cure a été très-bien supportée pendant vingt jours; au départ, il est impossible de constater la moindre différence de sonorité à la percussion entre les deux côtés de la poitrine; à droite, le bruit d'expiration est un peu plus long et plus bruyant au sommet droit que du côté opposé; mais ce sont des nuances que l'on ne perçoit qu'en apportant à l'examen une attention très-grande. Du reste, l'état général est excellent, et rien ne ferait supposer maintenant que M^me^ D... a été malade de la poitrine.

J'ai reçu des nouvelles de la santé de cette malade, à diverses reprises, depuis sa dernière cure, et elles ont toujours été excellentes. Tout récemment encore, j'ai appris que M^me^ D... jouit d'une santé parfaite.

## OBSERVATION V.

M. L..., trente-trois ans, de taille élevée, système nerveux très-développé, teint coloré, cheveux foncés. On ne trouve dans ses antécédents de famille aucune trace de phthisie. Ce malade, qui a conservé une force musculaire considérable, n'a jamais fait d'excès, et ses occupations l'obligent à passer une grande partie de ses journées au grand air. Son père était goutteux; il n'a jamais eu de maladie l'obligeant à garder le lit. Depuis trois ans, la voix est enrouée, et il n'a jamais été débarrassé de cet enrouement. Il y a cinq mois, M. L... fut pris d'hémoptysie et cracha la valeur d'un demi-litre de sang en trois jours; une fois l'accident passé, la toux persista avec expectoration épaisse et blanche peu abondante. Les crachements de sang se sont répétés à diverses reprises assez rapprochées les unes des autres, et, chaque fois, ont persisté au moins pendant deux jours. L'état général est bon, l'appétit et le sommeil sont conservés et les digestions se font assez bien. Il y a trois semaines, la fièvre revenait par accès chaque soir, le sulfate de quinine l'en a débarrassé. Le docteur Berchon, directeur du lazaret de Pauliac, engagea le malade à venir au Mont-Dore et il y arriva le 1er août 1872.

Le voyage a beaucoup fatigué M. L...; il crache du sang, visage plombé et sans expression, toux fréquente, léger mouvement fébrile. Le côté gauche de la poitrine ne présente rien d'anormal ni à l'auscultation, ni à la percussion.

A droite, matité bien marquée, s'étendant de la clavicule à la troisième côte et dans la fosse sus-épineuse, vibrations thoraciques sensiblement augmentées; dans la fosse sous-épineuse, le son est plus clair, mais il ne l'est pas autant que dans le point correspondant du côté opposé. A l'auscultation on perçoit des râles sous-crépitants humides mêlés de quelques gros râles muqueux sous la clavicule ; dans la fosse sus-épineuse, râles muqueux à très-grosses bulles, dans un point très-limité de la partie externe de cette région, le râle prend le caractère cavernuleux. Dans tout le reste du poumon, on entend des râles muqueux disséminés et des ronchus sonores.

Les cordes vocales sont épaissies et présentent une coloration rosée très-prononcée ; il n'existe pas d'autre altération.

Sous l'influence du traitement minéral, l'hémoptysie s'arrêta dès le premier jour et la toux devint moins pénible, la trace des fatigues du voyage s'effaça avec une rapidité extraordinaire, et M. L... put passer la plus grande partie de ses journées dans les bois de sapin. La cure dura vingt jours et fut supportée sans qu'il se produisît aucun accident.

La toux a considérablement diminué, le malade rejette le matin un ou deux crachats muqueux épais, et n'a plus d'expectoration pendant la journée.

Les râles disséminés de bronchite ne sont plus perçus, et les râles muqueux sont remplacés par des râles sous-crépitants secs. La fosse sus-épineuse est le seul point où l'on entende encore des grosses bulles. La coloration des cordes vocales est moins vive, mais leur épaisseur est la même et le timbre de la voix est très-peu modifié.

L'hiver fut excellent, M. L... ne s'enrhuma pas et se croyait guéri ; le printemps réveilla la toux et le malade revint au Mont-Dore le 7 juillet 1873. Depuis la première cure, il n'a pas eu d'hémoptysie, et c'est pendant le voyage qu'il a été repris d'un léger crachement de sang. Du reste, l'état général est excellent, le teint animé; toutes les fonctions s'exécutent régulièrement et l'auscultation seule peut faire reconnaître que M. L... est phthisique.

La matité a diminué d'étendue et d'intensité. On ne la retrouve manifeste que sous la clavicule et dans la fosse sus-épineuse. En avant, l'oreille n'entend aucun bruit mobile pendant l'inspiration, l'expiration est dure et très-prolongée, dans la fosse sus-épineuse quelques râles muqueux avec des râles sous-crépitants humides, craquements après la toux. La seconde cure fut bien supportée comme la première, et après vingt jours de traitement, on ne perçoit plus de râles humides dans la poitrine; dans la fosse sus-épineuse il se produit une véritable crépitation sèche. L'enrouement a très-peu diminué.

Depuis, la santé de M. L... a été très-bonne, il ne tousse plus, et j'ai su le 12 mars 1875 par le docteur Berchon, qui a souvent occasion de le rencontrer, qu'il n'a pas eu besoin de médecin depuis qu'il a quitté le Mont-Dore. J'ignore s'il existe encore quelques signes stéthoscopiques de phthisie dans sa poitrine, mais à coup sûr, s'il y a un reliquat, il doit être de peu d'étentue puisqu'il est compatible avec un état de santé parfaite.

Dans ses deux voyages au Mont-Dore, M. L... avait

accompagné un autre malade du docteur Berchon. Ce second malade avait une caverne très-grande au sommet du poumon droit; la première cure lui réussit très-bien et lui procura un hiver passable. La saison de 1873 ne produisit aucun accident et semblait faite dans de meilleures conditions que la première, et cependant le malade mourut à la fin du mois de décembre.

### OBSERVATION VI.

Mme T..., âgée de trente-huit ans, tempérament nerveux et sanguin, teint coloré, cheveux châtain foncé, taille ordinaire, embonpoint suffisant, a eu cinq enfants. Cette malade tousse depuis cinq ans; l'expectoration d'abord muqueuse devint sanguinolente il y a deux ans et le docteur Gagnon conseilla une cure au Mont-Dore. Le résultat fut excellent, la toux diminua et il n'y eut plus de crachements de sang.

Au mois de juin 1870, Mme T... toussa de nouveau, mais elle se sentait forte et ne voulait pas avoir recours à une seconde cure thermale; des crachements de sang survinrent et décidèrent la malade qui arriva au Mont-Dore en juillet, où je l'examinai pour la première fois.

Mme T... se plaint d'oppression pendant la marche, la toux est presque continuelle pendant le jour, mais les nuits sont très-calmes; depuis quinze jours sueurs nocturnes profuses. L'appétit est bon, et, quoique la quantité d'aliments ingérés soit considérable, les digestions sont très-régulières. Les règles reviennent chaque mois précédées et suivies de pertes blanches abondantes. Constipation entretenue par des hémorroïdes sèches, assez douloureuses. Névralgies erratiques dans les parois de la poitrine. Bien que Mme T... soit très-nerveuse et très-impressionnable, elle a très-rarement de la fièvre.

La percussion donne un son mat aux deux sommets, plus marqué dans les fosses sus et sous-épineuses droites. En avant les bruits respiratoires sont très-rudes et l'expiration devient soufflante sous la clavicule droite, bronchophonie. En arrière, on entend des râles muqueux à grosses bulles mêlés de râles sous-crépitants, dans la fosse sus-épineuse droite, quelques râles cavernuleux, pectoriloquie très-distincte.

Malgré les crachements de sang qui persistaient lors de l'arrivée de la malade, elle fut envoyée à la salle d'aspiration et but un verre d'eau en trois doses, deux pédiluves minéraux par jour. Le troisième jour, les crachements de sang ont cessé pour ne plus reparaître ; la toux et l'oppression persistèrent et ne commencèrent à diminuer que le quinzième jour. Le traitement fut continué pendant vingt-deux jours.

La matité que l'on obtenait en percutant la partie antérieure de la poitrine a considérablement diminué : elle est restée stationnaire en arrière. On n'entend plus à l'auscultation que des râles sous-crépitants secs et quelques râles cavernuleux dans les fortes inspirations au niveau de la fosse sus-épineuse droite.

J'ai revu cette malade trois mois après son départ du Mont-Dore ; elle peut se promener sans être oppressée et ne tousse plus à la condition de ne pas sortir le matin. On n'entend plus aucun râle à l'auscultation, l'expiration est prolongée et bruyante, surtout à droite.

Depuis cette époque, la santé de Mme T... s'est maintenue excellente, elle a pris de l'embonpoint et l'opinion du médecin traitant, le docteur Gagnon, est que cette dame est complétement guérie.

## OBSERVATION VII.

Mlle B..., quinze ans, a perdu sa mère de phthisie pulmonaire il y a quelques mois. Cette jeune fille, réglée depuis un an, tousse depuis six mois ; au début de la maladie, la poitrine fut le siége de phénomènes morbides aigus qui nécessitèrent un traitement énergique. L'état général est moins mauvais depuis deux mois, mais la toux et l'expectoration continuent. Le docteur Ledru, professeur à l'École de Clermont, conseilla une saison au Mont-Dore, et j'examinai cette jeune malade le 8 août 1872.

Cette jeune fille est petite de taille, tempérament lymphatique, cheveux châtains, peau blanche et molle, pouls fréquent, quatre-vingt-douze pulsations. Depuis plusieurs mois, les règles font défaut, peu d'appétit, mais digestions assez bonnes. Sueurs nocturnes très-abondantes. Toux fréquente avec expectoration muco-purulente.

A la percussion, le côté droit de la poitrine résonne d'une façon normale; à gauche, obscurité du son dans le tiers supérieur de la poitrine, la matité est plus prononcée dans l'étendue de trois travers de doigt sous la clavicule.

L'auscultation révèle, dans tout le côté droit et à la base du poumon gauche, des ronchus disséminés de bronchite; au sommet gauche, en arrière, l'inspiration est mêlée de râles muqueux et de râles sous-crépitants humides, l'expiration est très-rude et très-prolongée, bronchophonie. Sous la clavicule du même côté, on entend, aux deux temps de la respiration, un bruit de bouillonnement qui ne laisse aucun doute sur l'existence d'une petite caverne à ce niveau, ou de plusieurs cavernules voisines les unes des autres; autour de ce point qui correspond à la partie moyenne de la clavicule, il existe des râles muqueux. La pectoriloquie est nettement perçue au même point que le gargouillement.

Dès les premiers jours du traitement, l'appétit devint meilleur et la jeune malade augmenta un peu de poids, la toux et l'expectoration diminuèrent et le sixième jour il n'y eut plus de sueurs nocturnes. Le douzième jour, les râles de bronchite ont disparu, il ne reste plus que les bruits morbides que nous avons signalés au sommet gauche. Après vingt jours de traitement, les râles muqueux et sous-crépitants humides sont remplacés par des sous-crépitants secs. Sous la clavicule, les râles cavernuleux sont moins nombreux, et on perçoit de véritables râles crépitants autour de la caverne.

M^lle B... eut un hiver très-bon et ne s'enrhuma qu'au printemps; je la revis au Mont-Dore le 19 juillet 1873. La malade a beaucoup engraissé, les règles sont revenues régulières depuis la cure thermale, l'état général est excellent, et le médecin traitant a dû user de toute son influence pour déterminer la famille à faire suivre à M^lle B... un second traitement au Mont-Dore. La percussion ne révèle une différence de sonorité entre les deux sommets que dans un seul point. Légère submatité sous la clavicule gauche. L'oreille ne perçoit plus aucun râle dans la poitrine au sommet gauche en arrière, l'expiration est un peu longue, mais très-douce, sous la clavicule le bruit expiratoire est rude et prolongé, il existe à ce niveau un retentissement exagéré de la voix.

La seconde cure ne présenta aucun incident notable, et la malade quitta le Mont-Dore en très-bon état.

Au mois d'août 1874, M^lle B... faisait une saison à la Bourboule pour une tumeur scrofuleuse qui lui était survenue au côté gauche de la poitrine, et elle vint au Mont-Dore. Cette jeune fille n'a plus toussé, elle est fraîche et a un embonpoint trop considérable pour son âge. L'examen le plus attentif ne révèle aucune différence soit à la percussion, soit à l'auscultation entre les deux côtés de la poitrine.

## OBSERVATION VIII.

Mlle J..., âgée de seize ans, petite de taille, apparence chétive, cheveux châtain clair, peau transparente et décolorée, tristesse habituelle. Le père et la mère jouissent d'une excellente santé. Cette jeune fille, très-intelligente, a beaucoup travaillé cette année en vue de passer l'examen du premier degré. Au commencement de l'hiver, elle s'est enrhumée et tousse depuis cette époque. Comme Mlle J... était en pension et tenait à ne pas interrompre ses études, elle ne s'est jamais plaint jusqu'au moment où elle a été obligée de s'aliter. Le docteur Gagnon, mon maître, appelé à donner ses soins à la malade, porta un pronostic très-grave et conseilla de venir au Mont-Dore dès que les accidents aigus seraient un peu calmés. La famille, très-surprise de la gravité d'une maladie qu'elle prenait pour un simple rhume, demanda l'avis d'un second médecin, celui-ci jugea la position aussi grave que l'avait fait le docteur Gagnon, et conseilla les Eaux-Bonnes.

Mlle J... arriva au Mont-Dore, le 15 juillet 1874. Cette jeune fille est amaigrie, elle marche avec peine, le pouls est petit et fréquent, cent cinq pulsations; pas d'appétit, fièvre vespérine, suivie de sueurs profuses. Faiblesse musculaire très-grande, respiration précipitée, oppression pendant la marche. Toux fréquente, expectoration abondante de musco-pus. Les règles sont irrégulières et peu abondantes, flueurs blanches.

L'examen de la poitrine ne révèle rien d'anormal, au point de vue de la respiration, du côté gauche ; un peu au-dessus du sein et sous la partie externe de la clavicule, il existe une tumeur indolente et sans changement de coloration de la peau, grosse comme un petit œuf de poule, qui gêne les mouvements du bras de ce côté.

A droite, il y a de la matité, à la percussion, dans tout le tiers supérieur de la poitrine, et l'oreille perçoit dans la région correspondante des râles muqueux à grosses bulles et des râles sous-crépitants humides aux deux temps de la respiration. Craquements humides sous la clavicule, râles cavernuleux dans la fosse sus-épineuse, pectoriloquie au même point.

Malgré l'état de faiblesse de la malade, le traitement minéral fut très-bien supporté et produisit une amélioration presque immédiate de l'état général. Augmentation des forces, l'appétit est meilleur et les digestions sont faciles. Les sueurs nocturnes diminuent progressivement et disparaissent le septième jour, à ce moment le pouls est descendu à quatre-vingt-six et il n'y a plus d'accès de fièvre le soir. La toux et l'expectoration diminuent sensiblement et la malade dort toute la nuit. Le onzième jour de traitement, je constate un changement considérable dans les signes fournis par l'auscultation, les bruits humides ont fait place à des râles sous-crépitants secs et dans certains points à de véritables râles crépitants; nous avons déjà dit que ce râle se distingue de celui de la pneumonie fibrineuse franche en ce que les bouffées sont moins volumineuses et moins bruyantes. Dans la fosse sus-épineuse, on ne perçoit de râles cavernuleux qu'à la suite de la toux; pendant les inspirations ordinaires, les bruits respiratoires sont très-durs en ce point, et l'expiration presque soufflante. Le quatorzième jour, les règles, qui n'avaient point paru depuis sept semaines, arrivèrent et durèrent trois jours après lesquels le traitement fut repris et continué jusqu'au vingt et unième jour.

La jeune malade n'est plus reconnaissable, la peau s'est animée, l'amaigrissement commence à diminuer et les forces sont suffisantes pour permettre des promenades de deux heures sans fatigue. Le champ de la crépitation perçue le onzième jour a diminué de la largeur d'un travers de doigt et dans cette étendue la respiration est devenue normale.

L'engorgement ganglionnaire, situé au-dessus du sein gauche, a diminué de moitié et le ganglion est devenu mobile.

La transformation a été si rapide et tellement marquée, que la mère de Mlle J... est persuadée que les médecins ont exagéré la gravité de la maladie de sa fille, et qu'elle est parfaitement guérie. Malgré mes recommandations et les conseils du médecin traitant, la jeune malade va passer l'automne dans un village élevé des montagnes d'Auvergne, et voici les renseignements que je dois à l'obligeance du docteur Gagnon : « Livrée à elle-même, cette jeune fille n'a observé aucune des précautions hygiéniques les plus élémentaires. Appelé à lui donner mes soins, en janvier 1875, à son retour de la montagne, j'ai assisté à l'évolution d'une pneumonie caséeuse double qui a emporté la malade en une quinzaine de jours. »

La malade qui fait le sujet de cette observation a éprouvé, sous l'influence du traitement minéral, une amélioration comme il est bien rare d'en observer, et tout me faisait espérer une terminaison heureuse. Si cette jeune fille se fût soumise aux prescriptions qui lui étaient faites, aurait-elle pu éviter les accidents si rapidement mortels qui sont survenus? Je le crois fermement et je suis convaincu que la plupart des malades qui, après une cure au Mont-Dore, éprouvent une amélioration considérable, puis voient survenir des accidents graves, doivent rapporter ces accidents à la non-observance des règles d'une bonne hygiène.

## OBSERVATION IX.

M. G..., cinquante-six ans, taille moyenne, cheveux noirs, tempérament nerveux, n'a jamais eu de phthisiques dans sa famille. A dix-huit ans, syphilis guérie par un traitement mercuriel et n'ayant plus provoqué la moindre manifestation. Habitudes alcooliques contractées à Paris, où M. G... a fait sa fortune dans le commerce. Depuis quatre ans, ce malade est sujet à des bronchites qui durent longtemps, et il ne se débarrasse jamais de la toux. Il y a un an, bronchite très-intense qui provoqua plusieurs hémoptysies et amena un amaigrissement de douze kilogrammes en deux mois et demi. Sous l'influence du séjour de la campagne et de conditions hygiéniques meilleures, la maladie s'amenda, mais la toux et l'expectoration persistèrent. Lorsque je vis le malade, 27 juin 1872, il était maigre et profondément découragé ; toux quinteuse provoquant souvent des vomissements après le repas, expectoration verdâtre, épaisse, non aérée et très-abondante. Fièvre vespérine suivie de sueurs profuses. Très-peu d'appétit, disgestions très-lentes, alternatives de diarrhée et de constipation. La voix est enrouée.

A la percussion, submatité au sommet droit, plus marquée au niveau de la fosse sus-épineuse ; à l'auscultation on trouve des râles de bronchite au sommet gauche ; à droite, râles muqueux à grosses bulles aux deux temps sous la clavicule, gargouillement dans la fosse sus-épineuse, pectoriloquie ; dans la fosse sous-épineuse, râles muqueux.

La paroi postérieure du pharynx est semée de grosses granulations, l'épiglotte est rouge et à son niveau la muqueuse est épaissie ; hyperémie de toute la muqueuse laryngienne jusqu'aux cordes vocales qui sont à l'état normal.

Dès le septième jour du traitement, je pus constater chez ce malade l'apparition de râles crépitants sous la clavicule et ce râle ne devint appréciable en arrière que le vingtième jour. L'expectoration était réduite à trois ou quatre crachats le matin, les sueurs nocturnes avaient cessé et l'état général était excellent.

Le 24 juin 1873, M. G... revint au Mont-Dore, il avait beaucoup engraissé et ne s'était pas enrhumé de tout l'hiver. Il lui était survenu, depuis le mois d'octobre précédent, des plaques d'eczéma, etc., au cou et au visage, avec démangeaisons assez vives. M. G... avait eu de semblables éruptions quatre années auparavant et en avait été débarrassé par l'usage de pommades sulfureuses et alcalines.

Le sommet droit est plus sonore à la percussion que le côté opposé, et à l'auscultation les bruits respiratoires sont beaucoup plus faibles qu'à gauche. Il s'est produit de l'emphysème pulmonaire et il serait impossible de reconnaître que le malade a eu une lésion phthisique au sommet du poumon gauche.

Pendant les premiers jours du traitement la peau s'anima beaucoup, et il y eut une poussée eczémateuse qui dura quelques jours, mais lorsque le malade partit l'éruption avait presque complétement disparu.

J'ai revu ce malade en juillet 1874, il avait accompagné un de ses amis au Mont-Dore et n'y passa qu'une semaine. Les signes stéthoscopiques fournis par la poitrine sont les mêmes que ceux obtenus l'année précédente. L'eczéma est parfaitement guéri et M. G... jouit d'une très-bonne santé.

## OBSERVATION X.

M. T..., vingt-sept ans, très-brun, taille moyenne, tempérament lymphatique et nerveux, a perdu sa mère de phthisie pulmonaire. Ce malade fait remonter le début de sa maladie à six mois; sans cause appréciable, il a commencé à tousser et à maigrir avec une rapidité très-grande, surtout depuis trois mois (13 kilogrammes). L'appétit et le sommeil sont restés assez bons, mais la force musculaire a beaucoup diminué. Tous les soirs un peu de fièvre suivie de sueurs très-abondantes. La toux est fréquente et amène des crachats purulents. Sur le conseil du Dr Guingue de Jarnages, ce malade arriva au Mont-Dore le 25 juin 1872.

A la percussion il y a de la matité aux deux sommets de la poitrine, plus marquée à droite.

L'auscultation révèle la présence de craquements secs à gauche sous la clavicule, l'expiration est rude et prolongée dans cette région et dans les fosses sus et sous-épineuses. A droite l'expiration est soufflante sous la clavicule; en arrière, l'oreille perçoit des râles muqueux à grosses bulles, et dans un point correspondant à l'angle interne du scapulum on entend un véritable bouillonnement de râles cavernuleux.

Les ganglions cervicaux sont engorgés des deux côtés et forment deux chapelets appréciables à la vue.

Les premiers jours du traitement amenèrent chez ce malade une sudation considérable, qui me faisait craindre un affaiblissement trop grand, mais le phénomène ne fut pas de longue durée, et après cinq jours les sueurs nocturnes avaient complétement disparu.

Le vingtième jour la toux a considérablement diminué, les forces reviennent et les signes stéthoscopiques sont heureusement modifiés.

A gauche on n'entend plus de craquements; à droite les râles muqueux sont remplacés par des râles sous-crépitants secs; on entend toujours des râles cavernuleux, mais ils sont moins nombreux. Dans les deux sommets l'expiration est toujours très-longue et la matité reste la même.

Le 14 juin 1873, j'ai revu ce malade au Mont-Dore; il a passé un très-bon hiver et a regagné son embonpoint d'autrefois. L'engorgement ganglionnaire cervical n'est plus appréciable qu'au toucher, la toux est rare et l'expectoration nulle.

A la percussion il y a de la diminution de la sonorité au sommet droit en arrière.

A l'auscultation la respiration est normale à gauche. Au niveau de l'angle interne de l'omoplate, du côté droit, la respiration est soufflante. En avant l'expiration est un peu longue, mais on n'entend plus aucun râle.

La seconde cure fut supportée sans accident, et lorsque le malade partit, on percevait quelques râles crépitants dans la région où l'année précédente on entendait des râles cavernuleux.

En 1874 j'ai appris que ce malade se considérait comme guéri et qu'il avait pu reprendre des occupations très-pénibles que la maladie l'avait forcé d'abandonner.

Mon excellent confrère le Dr Guingue n'a pas pu ausculter M. T... depuis assez longtemps, mais il sait que ce jeune homme n'a plus éprouvé aucun accident rappelant sa maladie de poitrine ; il ne s'astreint à aucune précaution et supporte les hivers très-froids de la Creuse sans inconvénients pour sa santé. (Mai 1875.)

Je me borne à ce petit nombre d'observations ; j'aurais pu en citer une centaine d'analogues, mais je pense que celles que l'on vient de lire suffiront pour établir d'une manière indiscutable que les eaux du Mont-Dore sont très-utiles dans la phthisie pulmonaire, et peuvent produire de véritables guérisons.

## CONCLUSIONS.

1° L'eau du Mont-Dore produit de bons effets chez les phthisiques en général ; l'amélioration est d'autant plus remarquable que la maladie est à une période moins avancée.

2° En faisant disparaître la congestion du poumon, l'eau du Mont-Dore peut arrêter une poussée tuberculeuse en imminence. La décongestion du poumon, indépendamment de l'action élective de l'eau minérale sur les organes de la respiration, est favorisée par l'excitation de la peau et l'apparition de phénomènes critiques.

3° Sous l'influence de l'excitation des capillaires périphériques, la peau se tonifie et devient moins sensible aux vicissitudes atmosphériques. Cette influence se fait sentir souvent d'une année à l'autre. Une seule saison suffit quelquefois pour faire disparaître une prédisposition à contracter des bronchites.

4° Le traitement minéral ne provoque pas l'hémoptysie et empêche cet accident de se produire.

5° Les eaux du Mont-Dore sont employées avec efficacité dans nombre de cas où il serait dangereux d'avoir recours aux eaux sulfureuses.

6° Les effets de la cure sont : les uns immédiats, tandis que d'autres ne sont ressentis que plusieurs mois plus tard.

7° L'eau du Mont-Dore ne peut, pas plus qu'aucun autre médicament, avoir une action directe sur le tubercule ; elle met l'organisme dans des conditions opposées à celles qui provoquent son apparition et favorisent son évolution.

8° Les eaux du Mont-Dore sont sédatives de la circulation, par l'excitation des capillaires, mais ne doivent pas être considérées comme un médicament hyposthénisant ; sous leur influence les fonctions digestives sont stimulées, les phénomènes de nutrition deviennent plus actifs, et toute l'économie se *remonte*.

9° Une maladie organique du cœur ou des gros vaisseaux, la tendance aux congestions cérébrales ou au ramollissement du cerveau, contre-indiquent les eaux du Mont-Dore d'une façon absolue.

10° Les autres contre-indications sont : une constitution tellement délabrée, ou une lésion pulmonaire tellement étendue, que le malade n'a plus que peu de temps à vivre, enfin un état fébrile continu indiquant que le malade est actuellement sous le coup d'une poussée tuberculeuse.



FIN.

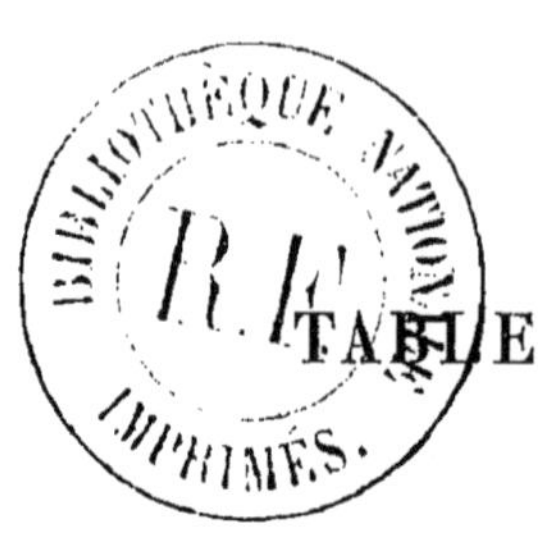

# TABLE



FIN DE LA TABLE.

PARIS. — J. CLAYE, IMPRIMEUR, 7, RUE SAINT-BENOIT. — [290

Paris. — J. CLAYE, imprimeur, 7, rue Saint-Benoît. — [920]

www.ingramcontent.com/pod-product-compliance
Ingram Content Group UK Ltd.
Pitfield, Milton Keynes, MK11 3LW, UK
UKHW020249220726
13923UKWH00002B/873